Manual de laboratorio de microbiología para el diagnóstico de infecciones genitales

Manual clínico y técnico de ayuda al diagnóstico microbiológico de las infecciones genitales, alteraciones de la flora comensal y estado de portadoras

Mª José López García, Marta Cárdenas Povedano, Antonia Osuna Molina

Revisado por: José Miguel Aguilar Benítez

1ª edición © 2012 OmniaScience (Omnia Publisher SL)

www.omniascience.com

DOI: http://dx.doi.org/10.3926/oss.1

ISBN versión on-line: 978-84-694-9599-5

ISBN versión impresa: 978-84-940234-1-5

DL: B-17470-2012

Diseño portada y contraportada: OmniaScience

Fotografía portada: © Kts | Dreamstime.com

Impreso por Createspace

Índice

Índice de tablas

Índice de ilustraciones

Presentación

Las enfermedades microbiológicas que afectan a las áreas genitales son de gran importancia por su implicación en la transmisión materno-fetal y en las enfermedades infecciosas de transmisión sexual. Se estima que en España un 3‰ de los recién nacidos podrían infectarse por el *Streptococcus agalactiae* si no se adoptaran medidas preventivas y se sabe que las infecciones de sífilis y *gonococia* han incrementado su incidencia en los últimos años. Es por ello que se ha incorporado de forma sistemática en el seguimiento del embarazo el despistaje de la colonización vagino-rectal y ha aumentado notablemente la demanda en el diagnóstico de infecciones de transmisión sexual.

En cuanto al Laboratorio de Microbiología, el hecho de que la gran mayoría de los procedimientos sean manuales hace que se requieran habilidades técnicas y estén siempre sujetos a la interpretación subjetiva del facultativo. Por otra parte, los métodos de diagnóstico directo en microbiología están experimentando un gran avance hacia una mayor rapidez, y eficiencia.

El objetivo de este manual es actualizar los conocimientos clínicos, analíticos y técnicos, y adiestrar en los procedimientos de diagnóstico microbiológico de las enfermedades genitales infecciosas o relativas a la flora comensal (por colonización o alteración), con el fin último de ayudar a la prevención, diagnóstico y seguimiento de las enfermedades infecciosas de trasmisión materno-fetal y sexual, y con ello disminuir la morbilidad y mortalidad asociadas y los costes derivados de ellas.

Va dirigido al personal en formación y a profesionales del ámbito sanitario, principalmente del laboratorio (técnicos y facultativos) pero también a los clínicos (médicos y enfermeros). Recorre por tanto las áreas asistenciales de atención primaria y especializada (ginecólogos, urólogos, dermatólogos...), toma de muestras, y las distintas áreas del laboratorio de microbiología.

Para la elaboración del manual nuestro grupo de trabajo ha realizado una revisión completa y actualizada de las enfermedades microbiológicas genitales sobre la que ha desarrollado unos Procedimientos de Laboratorio de Microbiología de forma detallada y esquematizada, de cada uno de los pasos del proceso analítico: toma de muestras y recepción, procesamiento e informe de laboratorio.

Abril de 2012

Capítulo 1

Flora genital normal

La uretra posterior, los testículos y los ovarios, están habitualmente libres de microorganismos, pero la uretra anterior, la vagina y la vulva en el adulto, están colonizados por una gran cantidad de microorganismos.

El tracto urogenital del recién nacido es estéril, pero en las primeras 24 horas posteriores al nacimiento es colonizado por una flora compuesta por difteroides, estafilococos y estreptococos no hemolíticos.

1.1 Flora normal de la vagina

Fue una de las primeras en ser reconocida en 1892 por Döderlein quien describió el patrón biológico normal que se observa en la mujer en edad genital activa. La composición de la flora normal depende del contenido estrogénico. El estímulo hormonal determina la proliferación de las células epiteliales que aumentan su contenido de glucógeno. Este es utilizado por *Lactobacillus spp.*, siendo el ácido láctico el producto final del metabolismo, el cual provoca un descenso importante del pH. La acidez resultante inhibe el crecimiento de muchas bacterias.

En la mujer en edad genital activa predominan distintas especies de *Lactobacillus*, otros bacilos grampositivos y en menor cantidad cocos grampositivos (*Streptococcus spp., Enterococcus spp.*, etc.). También pueden encontrarse algunos *Actinomyces*, bacilos gramnegativos anaerobios como Bacteroides y distintas especies de enterobacterias. El *Streptococcus agalactiae* (grupo B) se aísla en un porcentaje variable a esta edad, que aunque no suele producir enfermedad en la mujer, su presencia implica riesgo para el recién nacido en el que puede causar una enfermedad severa.

Durante la gestación, a medida que progresa el embarazo, aumenta la densidad de *bacillus* y disminuye la de bacilos gramnegativos anaerobios y facultativos; el resultado es un mecanismo que reduce el riesgo de bacteriemia grave durante el parto y el puerperio. Algunas levaduras, como *Candida albicans* y otras especies, pueden formar parte de la flora vaginal normal. Estos hongos eventualmente, por alteraciones del ecosistema pueden llegar a proliferar y causar síntomas. La flora vaginal protege frente a la infección vaginal, especialmente durante el embarazo y suministra la flora normal al recién nacido.

En la etapa prepuberal predominan los microorganismos de origen cutáneo y perineal: *S. epidermidis, Propionibacterium spp*. y pueden aislarse levaduras en escaso número, al igual que enterobacterias y bacilos gramnegativos anaerobios.

En la mujer postmenopáusica, gracias al cese del estímulo hormonal, la flora de la vagina retorna al patrón que tenía en la infancia.

El exudado vaginal es la muestra indicada para el diagnóstico de la infección genital y comprende el estudio directo y el cultivo de los fluidos vaginales. En la mujer sana en edad genital activa, el examen directo mostrará células epiteliales planas acompañadas de *Lactobacillus*: bacilos grampositivos grandes. En condiciones patológicas esta imagen se pierde y es reemplazada por la presencia de abundantes leucocitos polimorfonucleares, levaduras con pseudofilamentos, *G.Vaginalis*, flora de tipo anaerobia, etc.
Ilustraciones recomendadas:

http://www.juntadeandalucia.es/averroes/~29701428/salud/ssvv/repro1.htm
http://www.juntadeandalucia.es/averroes/~29701428/salud/ssvv/repro2.htm

1.2 Flora normal de la uretra

Staphyloccus epidermidis, estreptococos no hemolíticos y difteroides, son los microorganismos que predominan en la porción distal de la uretra femenina y masculina. *Micobacterium smegmatis* se encuentra frecuentemente en las secreciones uretrales de las mujeres y hombres no circuncisos.

Ilustraciones recomendadas:

http://www.juntadeandalucia.es/averroes/~29701428/salud/ssvv/repro3.htm
http://www.juntadeandalucia.es/averroes/~29701428/salud/ssvv/repro4.htm

Capítulo 2

Infecciones genitales y agentes etiológicos

2.1 Estado de portadora

El *Streptococcus agalactiae beta hemolítico del grupo B (EGB)* se encuentra en la vagina o área anorectal en el momento del parto en un 15 – 20% de las embarazadas de nuestro país, siendo la tasa de transmisión vertical madre / RN del orden del 50%. En ausencia de medidas de prevención un 3 por cada mil RN pueden ser infectados por EGB a su paso por el canal del parto desarrollando una infección neonatal severa (sepsis precoz). Actualmente la única medida de eficacia probada para prevenir el desarrollo de sepsis neonatal precoz por EGB es la aplicación en el momento del parto de profilaxis antibiótica a las madres portadoras.

Se recomienda estudiar la colonización vagino-rectal de forma universal como *screening* entre la 35 y 37 semana de gestación, preferentemente en la 35 semana y siempre que exista sospecha de corioamnionitis.

2.2 Patologías

Las vulvovaginitis constituyen las infecciones genitales más frecuentes, de las cuales el 90% son de etiología candidiásica, vaginosis bacteriana, tricomoniasis y etiología mixta (candidiasis y tricomoniansis o vaginosis bacteriana o ambas). Las causas no infecciosas incluyen vaginitis atrófica, alérgica o irritación química (productos de higiene íntima, compresas, condones de látex, tintes, etc.) cuerpos extraños, liquen escleroatrófico o cáncer de vulva.

La importancia de determinar el agente infeccioso causal radica en que cuando se trata de una vaginitis por *Trichomonas* debe tenerse en cuenta la posibilidad de una infección de transmisión sexual concurrente en la paciente y en sus contactos, y si se trata de una vaginosis bacteriana en una gestante se asocia a la rotura prematura de membranas, prematuridad, aborto espontáneo y endometritis puerperal. La vaginosis bacteriana también se relaciona con patología ginecológica como la endometriosis y enfermedad inflamatoria pélvica después de prácticas de procedimientos ginecológicos invasivos.

Las *Infecciones de Transmisión Sexual (ITS)* constituyen un grupo de enfermedades infecciosas muy frecuentes, siendo su distribución no uniforme en el mundo, variando la incidencia de los diferentes patógenos dependiendo del área geográfica, del nivel socioeconómico, hábitos sexuales, etc. La importancia de dichas infecciones no radica solamente en sí mismas, sino también en los efectos deletéreos que pueden ocasionar, como la infertilidad femenina secundaria, embarazo ectópico, cáncer de cérvix y las infecciones neonatales graves.

La Organización Mundial de la Salud estimó que en 1999 se produjeron en el mundo 340 millones de casos nuevos de sífilis, gonorrea, clamidiasis y tricomoniasis.

Según el Centro Nacional de Epidemiología los resultados en el periodo 1995-2009 muestran un cambio de tendencia claro de las ITS sometidas a vigilancia epidemiológica, las cuales aumentan a partir del inicio de la década de los 2000. Destaca en particular el importante incremento en la incidencia de sífilis, que a partir de 2004 supera las cifras del año 1995 así como también a los casos notificados de infección gonocócica.

En 2008 la información epidemiológica de los países de la Unión Europea muestra que la infección por *Chlamydia trachomatis*, que afecta principalmente a mujeres jóvenes, es la ITS bacteriana más frecuentemente notificada, a pesar de que no todos los países tienen implantada su vigilancia. La infección gonocócica ha aumentado con respecto a años previos, aunque no de forma consistente en todos los países, y, al igual que la sífilis que también ha experimentado un crecimiento, es más común entre hombres que tienen relaciones sexuales con otros hombres.

La co-infección entre distintas ITS y las infecciones asintomáticas de trasmisión sexual son muy frecuentes. Por ello, en cualquier persona que presente una de ellas debe descartarse la presencia de otras, en particular la infección por VIH y la infección por clamidia (en la que la ausencia de síntomas es la norma).

Las ITS son un grupo de infecciones producidas por más de 25 microrganismos, que se transmiten fundamentalmente a través de las relaciones sexuales, bien mediante sexo vaginal, anal y oral. La transmisión vertical, bien durante el embarazo bien en el momento del parto, sería la otra vía de transmisión de ITS.

Las más graves se suelen clasificar en base a su aparición, así se define como:

- o De primera generación a la sífilis, gonorrea y chancro blando.

- o De segunda generación (1970) a las producidas por *C. trachomatis, Mycoplasma spp.* y Herpesvirus genital.

- o De tercera generación a las producidas por Papilomavirus humano, virus de la hepatitis y virus de inmunodeficiencia humana (VIH).

Otros agentes de ITS son el poxvirus causante del *molluscum contagiosum*, y algunos ectoparásitos (sarna y ladillas). De todas ellas tan sólo nos vamos a ocupar en este manual de aquellas más frecuentes y que afectan a los órganos genitales.

2.2.1 Uretritis

Concepto

Se define como el síndrome caracterizado por aparición de corrimiento uretral, en general mucopurulento, con disuria o prurito en el meato urinario, como respuesta de la uretra a una inflamación de cualquier etiología. Las causas de este síndrome en general son infecciosas y de transmisión sexual, existiendo, sin embargo, también otras: químicas, microtraumatismos, hipersecreción glandular que puede dar lugar a dificultades diagnósticas. En base a su evolución se pueden clasificar en aguda, persistente o recurrente. En base a su etiología en gonocócica, postgonocócica, no gonocócica (*C. trachomatis, U. urealyticum, M. genitalium, Trichomonas vaginalis*, Herpes, etc.) y de etiología desconocida. La incidencia de las diferentes etiologías variará en nuestro medio de acuerdo al nivel sociocultural, existiendo predominio en población de bajos recursos de uretritis gonocócica. Es importante resaltar la frecuente asociación de *N. gonorrhoeae* y *C. trachomatis* (20%).

Uretritis gonocócica

Es causada por *Neisseria gonorrhoeae*. Destacamos que es una bacteria extremadamente exigente, tanto desde el punto de vista nutricional como atmosférico, y en su labilidad frente al ambiente, características fundamentales a tener en cuenta para su diagnóstico.

Clínica

Después un período de incubación de dos a siete días aparece secreción mucopurulenta con disuria, que evoluciona a la resolución en seis meses, pero con elevada incidencia de complicaciones y de portadores asintomáticos prolongados. La prevalencia de estos últimos es del orden del 1%, siendo fundamentales en la transmisión de la infección. Sus cepas corresponden generalmente a los auxotipos AXU.

Uretritis no gonocócica

Este síndrome es producto de infecciones por diferentes patógenos como *Chlamydia trachomatis, Ureaplasma urealyticum, M. genitalium, Trichomonas vaginalis*, Herpes genital, *Gardnerella vaginalis, Candida albicans, E. coli, Staphylococcus saprophyticus, H. influenzae, H. parainfluenzae, Pasteurella bettyae, S. agalactiae*, raro: *N. meningitidis, Adenovirus*. Por frecuencia destacaremos los dos primeros.

Etiología

Chlamydia trachomatis

Es una bacteria de pequeño tamaño de pared similar a las bacterias gramnegativas, que contiene antígenos útiles para su diagnóstico. Son parásitos intracelulares estrictos que necesitan células huéspedes para su multiplicación. Pertenece a la familia Chlamydiaceae, junto con C. psittaci y C. pneumoniae, dos especies causantes de otras patologías. Se clasifica en diferentes serotipos antigénicos según sus proteínas de membrana. Los que se denominan de la D a la K son los causantes de uretritis y cervicitis; los L1, L2 y L3 del linfogranuloma venéreo (otra rara patología de transmisión sexual).

Ureaplasma urealyticum

Es una bacteria pequeña sin pared celular, muy exigente nutricionalmente (esteroles, etc.), lo que dificulta su cultivo. Pertenece al género *Ureaplasma* integrante de la familia *Mycoplasmaceae*.

Clínica

La uretritis no gonocócica se caracteriza por la presencia de una secreción mucopurulenta o serosa, clara, matinal, en general sin ardor miccional, con un período de incubación de 4 a 15 días. Pueden presentarse infecciones asintomáticas, complicaciones como prostatitis, epididimitis y localizaciones extragenitales, principalmente en el caso de *C. trachomatis*.

Uretritis postgonocócica

Se denomina uretritis postgonocócica a aquellas que observamos luego del tratamiento con antibióticos que cubren exclusivamente a *N. gonorrhoeae*. Es generalmente causada por *C. trachomatis* y *U. urealyticum*, siendo producto de una infección originalmente mixta por *N. gonorrhoeae* y alguno de estos gérmenes. La terapéutica es similar a la mencionada anteriormente.

Uretritis recurrente o persistente

Se observa postratamiento de uretritis no gonocócica, fundamentalmente cuando en un inicio no se evidenció germen causal alguno (uretritis de origen desconocido), también en casos de uretritis por *Ureaplasmas* resistentes a tetraciclinas (10%). Se debe plantear la posibilidad de encontrarnos frente a una prostatitis. El tratamiento se realiza repitiendo el inicial pero durante 15 a 21 días; si el cuadro persiste debe investigarse prostatitis o infección por *Trichomonas*.

2.2.2 Cervicitis

Concepto

Al ser el cérvix un órgano que responde a los cambios hormonales, sus características varían con la edad, embarazo, toma de anticonceptivos orales (ACO), etc. Estos cambios afectan su anatomía y su susceptibilidad a la infección por patógenos cervicales. La cervicitis mucopurulenta es el equivalente de la uretritis masculina, y ocupa un lugar importante en las infecciones de transmisión sexual en la mujer. Su diagnóstico y tratamiento no solo importan para el control de las ITS, sino también para prevenir complicaciones frecuentes como enfermedad inflamatoria pélvica (EIP), parto prematuro, infección puerperal y neonatal y neoplasia cervical.

Etiología

Los gérmenes más frecuentemente involucrados en infecciones del endocérvix son *C. trachomatis*, *N. gonorrhoeae*, planteándose también como probable patógeno *Mycoplasma genitalium*. Dentro de las etiologías raras se encuentran el Herpes genital y *Trichomonas vaginalis*, afectando esta última principalmente al exocérvix. Aún menos frecuentes son las causadas por *Capnocytophaga* spp., *Pasteurella bettyae*, *Mycobacterium tuberculosis*, *Streptococcus agalactiae*. Debemos destacar que gran parte de las cervicitis son de carácter inflamatorio, no infeccioso, dado por agresión del pH vaginal, displasias, etc.

Clínica

El diagnóstico clínico de cervicitis mucopurulenta se establece por la presencia de un exudado mucopurulento endocervical, acompañado por edema y eritema de la mucosa, la cual sangra fácilmente al tacto.

2.2.3 Enfermedad inflamatoria pélvica (EIP)

Concepto

Este término comprende las infecciones que afectan los diferentes órganos pelvianos (salpingitis, endometritis, peritonitis pélvica).

Etiología

Dentro de los agentes causantes de EIP se encuentran patógenos de transmisión sexual como *C. trachomatis*, *N. gonorrhoeae*, *M. genitalium*, solos o asociados, y otros integrantes normales de la flora vaginal como *E. coli*, *Streptococcus* spp., anaerobios como *Bacteroides* spp. y *Peptostreptococcus* spp., en general asociados. Otros microrganismos que también se han aislado son *Actinomyces spp., Enterococcus spp., H. influenzae, Pasteurella bettyae, Prevotella bivia, Mycoplasma hominis , S. aureus, S. epidermidis, y S. agalactiae.*

Patogenia

Según el origen de los microrganismos involucrados se dividen en exógenos (en su mayoría de transmisión sexual) y endógenos (flora vaginal). La vía de diseminación es la ascendente desde el cérvix (complicación de cervicitis) o la vagina. Existen factores de riesgo para que este síndrome ocurra: la cervicitis por *N. gonorrhoeae* o *C. trachomatis*, múltiples parejas sexuales, uso de DIU y la edad (los jóvenes constituyen el principal grupo de riesgo).

Clínica

El diagnóstico clínico muchas veces es dificultoso por presentar sintomatología inespecífica. Con el fin de estandarizar el diagnóstico se manejan criterios primarios (abdomen inferior doloroso, movilización dolorosa del 12ancro, dolor de anexos) y criterios secundarios (fiebre de 39ºC), leucocitosis mayor de 10.000, VES mayor de 15mm/hora, aislamiento de *N. gonorrhoeae* o *C. trachomatis* en el cérvix). El diagnóstico se realiza con la presencia de los tres primarios más alguno de los secundarios.

2.2.4 Prostatitis, orquitis, epididimitis

Etiología

La prostatitis por lo regular es causada por una infección bacteriana de la glándula prostática. El agente causal generalmente es cualquiera que pueda producir una infección urinaria: enterococos, *E. coli, K. pneumoniae, P. mirabilis, P aeruginosa, S. aureus*...También pueden producir prostatitis aguda, epididimitis y orquitis la *Chlamydia, N. gonorrheae, trichomonas, U. urealyticum.*

Clínica

Lo más probable es que los síntomas de la prostatitis aguda comiencen rápidamente y que causen mayor molestia: dolor abdominal, disuria, fiebre, retención urinaria, lumbago, dolor en la eyaculación y perineal. Durante el examen físico, el médico puede encontrar los siguientes signos: secreción de la uretra, agrandamiento o sensibilidad en los ganglios linfáticos inguinales, inflamación o sensibilidad en el escroto, y la próstata inflamada, dura, caliente o sensible.

2.2.5 Vaginitis y vaginosis

Dentro de las infecciones vaginales destacamos que la única que constituye ITS es la vaginitis por *Trichomonas vaginalis.*

El flujo vaginal constituye uno de los motivos de consulta más frecuente de las mujeres en edad reproductiva. Entendemos por flujo al aumento permanente de los trasudados y exudados de causa fisiológica o patológica, que se objetivan por la paciente o por el examinador. El flujo fisiológico es producto de los cambios hormonales del ciclo, y contiene escasa cantidad de leucocitos. La leucorrea puede deberse a infección vaginal o cervical.

Vaginitis

Concepto y etiología

Denominamos vaginitis a la infección vaginal con respuesta inflamatoria caracterizada por la presencia de abundantes polimorfonucleares en el extendido teñido con tinción de Gram. Dentro de los agentes más frecuentes se encuentra *Candida albicans* (levadura que integra la flora vaginal normal). *Trichomonas vaginalis* (protozoario flagelado), también es un agente causal, pero menos frecuente. Más raras son las infecciones por *Actinomyces* spp., *Capnocytophaga* spp., *Bacteroides* spp., enterobacterias, *Eubacterium nodatum, M. tuberculosis, N. meningitidis, Pasteurella bettyae, Prevotella bivia, P. disiens, Prevotella* spp., *Peptostreptococcus* spp., *S. aureus, S. pyogenes,* VHS*, C. diphtheriae.* (ver Tabla 1)

La vulvoganitis sin sangrado en la niñas, puede ser causada por bacterias implicadas en infecciones respiratorias (*Streptococcus pyogenes, Streptococcus pneumoniae, Neisseria meningitidis, Staphyloccus aureus, Branhamella (Moraxella) catharralis, Haemophilus influenzae…*) o por enterobacterias (Shigella, Yersinia). En caso de haber sufrido abuso sexual habría que descartar los patógenos de vulvovaginitis en mujeres.

Clínica

- o El flujo causado por *Candida* sp. es de color blanquecino, grumoso (leche cortada), no oloroso, se manifiesta en conjunto con prurito vaginal y tiene pH ácido. Puede presentarse conjuntamente con la flora habitual (lactobacilos).

- o El flujo por *Trichomonas vaginalis* es de color amarillo verdoso, puede ocasionar prurito, presenta olor a aminas volátiles, producto del metabolismo de las bacterias anaerobias asociadas; determina pH vaginal alcalino y disminución o ausencia de la flora vaginal, con presencia de flora mixta anaerobia asociada.

Vaginosis

Concepto y etiología

La bacteriana vaginosis constituye una entidad caracterizada por un cambio en la microecología de la vagina caracterizada por la disminución o ausencia de lactobacilos con presencia de *Gardnerella vaginalis* (cocobacilo Gram negativo) asociada a bacterias anaerobias como *Mobiluncus* sp., *Peptococcus* sp. , *Bacteroides* sp. *M. hominis, Prevotella* spp., *Atopium vaginae…* Se diferencia de la vaginitis en la ausencia de respuesta inflamatoria, o sea en la ausencia de polimorfonucleares. (Tabla 1)

<u>Clínica</u>

o El flujo de la vaginosis es oloroso por la liberación de aminas volátiles, no ocasiona prurito, se acompaña de pH vaginal alcalino y se caracteriza por la presencia de flora bacteriana mixta dispuesta en la periferia de las células epiteliales, formando las células guía o *clue cells*.

Dada la poca correlación entre los síntomas y signos de las vaginitis y vaginosis y su etiología, y la importancia de tener un diagnóstico etiológico, el clínico debe tener unas habilidades técnicas de diagnóstico analítico inmediato: valoración del flujo, medida del pH, test de aminas y realización de un extensión en un portaobjeto para remitirlo al laboratorio de Microbiología, donde se hará la tinción de Gram.

A nivel de cabecera de paciente, el médico se podrá guiar por los Criterios de Amsel, según los cuales, la vaginosis bacteriana tiene que cumplir tres de los cuatro criterios. Basándonos en ellos, el 90% de las mujeres con vaginosis bacteriana pueden ser diagnosticadas correctamente.

Criterio diagnóstico	Normal	Vaginosis *Garnerella*	Vaginitis *Trichomonas*	Vulvovaginitis *Cándida*
Ph Vaginal	3,8 – 4,2	>4.5	4.5	<4.5
Flujo vaginal	Blanco, fino, friable	Blanco grisáceo, cremoso, fino	Amarillo, verdoso espumoso	Blanco cortado, requesón
Test aminas (olor)	Ausente	Pescado	Pescado	Ausente
Observación microscópica	Lactobacillus Células epiteliales	Células guía, cocobacilos Gram variable. No leucos	Trichomonas. Leucos>10/campo	Levaduras,hifas y pseudohifa. Leucos>4/campo

Animaciones recomendadas:

http://emprocedures.com/obgyn/wetprep/procedure.htm
http://emprocedures.com/obgyn/wetprep/analysis.htm

Tabla 1. Diagnóstico diferencial de Vaginitis y Vaginosis. Test de Amsel.

2.2.6 Úlceras

<u>Concepto</u>

Las úlceras genitales son lesiones que se caracterizan por la pérdida de continuidad en el epitelio, en el que se observa una necrosis previa. La lesión inicial puede ser una pápula, pústula o vesícula. Constituyen un motivo de consulta frecuente, lo cual plantea la necesidad de una orientación diagnóstica etiológica adecuada. Las úlceras que aparecen en los genitales no son exclusivamente de transmisión sexual, existiendo otras etiologías como traumatismos, reacciones a medicamentos, alergia, lesiones químicas o evolución de una infección previa no ulcerativa (balanitis). Las etiologías infecciosas de transmisión sexual de estas lesiones son variadas y, dependiendo de la región considerada, su frecuencia relativa también varía.

En nuestro medio el herpes genital (Herpes simplex tipo II y en ocasiones I) y la sífilis (*Treponema pallidum*) son los procesos más frecuentes. El 15ancroide (*Haemophilus ducreyi*), el linfogranuloma venéreo (*C. trachomatis* L1, L2, L3) y el granuloma inguinal o Donovanosis (*Klebsiella granulomatis, antes llamado Calymatobacterium*), son muy poco frecuentes. Las manifestaciones clínicas de cada patología son orientadoras, pero por su asociación y muchas veces por la presentación poco específica, el diagnóstico microbiológico resulta fundamental. Dada la importancia de la sífilis y el herpes genital, nos referiremos exclusivamente a éstas.

Sífilis

Etiología

Es una infección sistémica de evolución crónica producida por *Treponema pallidum*. Esta bacteria forma parte del género *Treponema*, familia *Spirochaetaceae;* es una bacteria larga, de forma helicoidal, que se visualiza en microscopio con campo oscuro. Esta bacteria se incurva formando 4 a 14 espirales, y posee un movimiento en sacacorchos. Es anaerobia estricta, y hasta ahora no ha podido ser cultivada.

Patogenia

Esta enfermedad presenta un período de incubación de 9 a 90 días con una media de 21 días, seguido de una lesión primaria o chancro con linfadenopatía regional y un período secundario bacteriémico asociado a lesiones maculopapulares y linfadenopatías generalizadas. Posteriormente existe un período de latencia de varios años y, finalmente, un 30% a 50% de los casos no tratados presentan un período terciario caracterizado por destrucción mucocutánea, lesiones parenquimatosas, aortitis y enfermedades del sistema nervioso central. *T. pallidum* se une a las células en la puerta de entrada dando una lesión primaria y se disemina por la sangre. La lesión primaria se produce por la enzima mucopolisacaridasa que degrada el espacio intercelular del endotelio capilar, generando una endarteritis obliterante con necrosis y ulceración. El huésped responde con un infiltrado linfocitario y de células plasmáticas. La mayor parte del daño se debería a inmunocomplejos, que determinarían la respuesta inflamatoria lesiva.

Inmunidad humoral

Se estimula precozmente y se mantiene con las lesiones del secundarismo.

- o Anticuerpos inespecíficos o reaginas: se forman frente a lípidos de los tejidos destruídos por *T. pallidum* que actúan como haptenos al unirse con la espiroqueta. No son específicos, pero se producen en la totalidad de los infectados. Aparecen una a tres semanas después del chancro y su título aumenta hasta un máximo en el período secundario. En el período terciario se encuentran en un 90% de los pacientes. La presencia de estos anticuerpos indica lesión activa, pudiendo existir falsos positivos que deberán confirmarse con técnicas de detección de anticuerpos específicos. Las reaginas descienden con el tratamiento, utilizándose como control del mismo.

o   Anticuerpos específicos: aparecen inmediatamente después de las reaginas y persisten toda la vida si el paciente no es tratado o lo es tardíamente. La negativización postratamiento es muy lenta, pudiendo demorar años, por lo cual no resultan útiles como control terapéutico sino como confirmación diagnóstica en un paciente con reaginas positivas. Estos anticuerpos pueden ser del tipo IgG o IgM. Estos últimos se encuentran en la sífilis primaria o en la sífilis congénita.

Inmunidad celular

Se encuentra deprimida en la primoinfección y el período secundario, recuperándose postratamiento.

Clínica

Se puede dividir en dos etapas: la llamada sífilis precoz, hasta los dos años postinfección, y la sífilis tardía, a partir de los dos años. La primera se caracteriza por curarse fácilmente, ser contagiosa por transmisión sexual y por vía trasplacentaria. La sífilis tardía presenta lesiones crónicas, difíciles de curar y, en general, no se transmite por contagio sexual.

Sífilis precoz

o   Presenta un primer período llamado de incubación de tres a cuatro semanas, donde existe bacteriemia treponémica.

o   Le sigue un período primario donde aparece el chancro de inoculación. Se trata de una lesión ulcerada con base edematosa indurada, indolora, en general única, con localización genital y oral y duración entre cuatro y seis semanas. Esta lesión desaparece luego de este período, independientemente de la realización de un tratamiento. Es de gran utilidad para el diagnóstico, sin embargo, sus características no siempre son típicas y se plantean problemas de diagnóstico diferencial. En este período también se presentan adenopatías regionales concomitantes con el chancro. Aparecen una semana después que este, son indoloras y bilaterales. Completa esta etapa la bacteriemia treponémica causante de astenia y cefaleas. Este período primario puede no existir cuando el contagio es postransfusión, cuando el chancro no es visible, o cuando es decapitado por el uso de antibióticos a dosis insuficientes.

o   El período secundario se caracteriza por manifestaciones generales tales como hepatoesplenomegalia, cefaleas, poliadenopatías y manifestaciones cutaneomucosas como la roséola (exantema), condilomas planos (placas en mesetas de ingles y axilas), sifílides (lesiones planas en plantas y palmas).

o   Luego del período secundario aparece el período de latencia precoz, que se caracteriza por la desaparición espontánea de las manifestaciones del período anterior.

<u>Sífilis tardía</u>

Corresponde al periodo terciario o final. Se caracteriza por la aparición de lesiones cutaneomucosas, llamadas gomas (nódulos de piel que se ulceran), lesiones óseas (periosteítis), lesiones cardiovasculares (aortitis) y lesiones neurológicas como tabes dorsal y meningitis meningovascular (más frecuentes en VIH (+).

Herpes genital

Etiología

Es una de las ITS de etiología viral más frecuente, con aumento de su incidencia en los últimos tiempos. La imposibilidad de su erradicación por tratarse de una infección persistente con frecuentes recidivas y el riesgo de contagio fetal en el canal de parto, justifican su importancia y la preocupación por su control.

El agente Herpes Virus simplex tipo II y tipo I (agente del herpes labial) pertenece a la familia *Herpesviridae* y a la subfamilia *Alphaherpesvirinae*; es un virus que contiene ADN.

Patogenia

Presenta cinco fases: infección primaria mucocutánea, infección ganglionar aguda, latencia, reactivación e infección recurrente.

La infección se inicia con la exposición al virus, la inoculación con participación de células epiteliales, la replicación viral con lisis celular, la rápida respuesta inflamatoria y la posterior diseminación del virus por nervios sensitivos o autónomos hasta los ganglios regionales (sacros).

También se puede diseminar por contigüidad, extendiéndose las lesiones cutáneas. En los ganglios se produce una etapa de latencia que persiste toda la vida, con reactivaciones por estímulos de piel (sol, traumatismos, químicos) y centrales (coito, menstruación, estrés, infecciones).

Clínica

Se plantean dos situaciones:

- o La infección asintomática en la que no existe lesión ni antecedentes de la misma, solo están presentes los anticuerpos contra el virus.

- o La infección sintomática que se clasifica en:

  - Primoinfección herpética con lesiones de piel, sin antecedentes del mismo tipo y sin anticuerpos contra el virus.

  - Infección inicial no primaria donde existen lesiones actuales sin antecedentes de las mismas, pero con anticuerpos positivos por primoinfección asintomática anterior. Las lesiones se caracterizan por múltiples vesículas dolorosas seguidas de ulceración y adenopatías inguinales de 10 días aproximadamente de evolución, pudiéndose acompañar de fiebre y cefaleas, principalmente en las primoinfecciones.

2.2.7 Verrugas genitales: Condilomas acuminados

Concepto y etiología

Son formaciones verrugosas, vegetantes, de tamaño variable, que se localizan en la región genital y perianal, cuya etiología es viral: Papilomavirus humano (HPV), un subgrupo de la familia *Papovaviridae*.

Papilomavirus humano es una de las causas más frecuentes de ITS, tanto en hombres como en mujeres en todo el mundo. El genoma consiste en una única molécula de ADN doble circular que contiene dos proteínas de la cápside, L1 y L2 .El genoma se divide funcionalmente en tres sectores: región reguladora no codificante; región temprana E1, E2, E4, E5, E6, y E7, que tienen que ver con la replicación viral y con la oncogénesis; región que codifica para las proteínas de la cápside.

Patogenia

La infección se produce por contacto piel con piel, o piel con mucosa. En principio la forma más importante de contagio es por vía sexual, no descartándose la vía por fómites. El potencial oncogénico del virus radicaría en principio en que es un virus ADN, cuyo genoma se integra al genoma de las células eucariotas del estrato basal del epitelio, produciendo una infección productiva o de lo contrario quedando latente y produciendo una infección persistente. De ahí la importancia de las zonas tempranas E6 y E7 que codificarían para proteínas multifunción que se unirían a las proteínas celulares p53 y pRB, alterando sus funciones, alterando la regulación del ciclo celular, llevando a la célula a la transformación y malignización.

Dado que se asocian con lesiones precursoras del cáncer de cuello uterino y con cáncer de cuello uterino invasor, se han agrupado en grupos de bajo y alto riesgo (de acuerdo al potencial oncogénico):

- o   Los tipos de bajo riesgo serían 6, 11, 42, 43 y 44.

- o   Los tipos de alto riesgo serían 16, 18, 31, 33, 34, 35, 39, 45, 51, 52, 56, 58, 59, 68 y 70.

- o   Dentro de los de alto riesgo existen algunos tipos que se asocian más frecuentemente con lesiones precursoras (lesiones intraepiteliales escamosas) que con cáncer, algunos autores se refieren a ellos como de riesgo intermedio. Se asocia a una variedad de condiciones clínicas, que van desde lesiones inocuas cutáneas como pueden ser las verrugas, hasta el cáncer.

La relación entre HPV y cáncer de cuello uterino fue puesta de manifiesto a principio de los años 80 por Harold zur Hausen, sabiendo desde entonces que su asociación era más fuerte aún que la del tabaco con el cáncer de pulmón. Actualmente se sabe que 99% de los cánceres escamosos de cuello uterino vienen determinados por HPV, está presente en un 89% de las pacientes menores de 40 años con adenocarcima de cuello uterino y en un 43% de las mujeres mayores de 60 años con igual diagnóstico.

Clínica

Infección asintomática: piel y mucosas sanas.

Lesión: aparecen masas carnosas y vegetantes en forma de crestas localizadas en zonas húmedas genitales, pudiendo aparecer como papilas sésiles. Aumenta su tamaño con el embarazo y la disminución de la inmunidad celular (VIH +).

Infección subclínica: no existe lesión macroscópica, el diagnóstico se plantea por colposcopia con ácido acético al 3% y penescopia con el mismo método y posterior biopsia de los sectores afectados.

2.2.8 Balanitis

Concepto

La balanitis es definida como una inflamación del pene, que involucra al prepucio (balanopostitis). Hay una amplia variedad de causas, pero la infección es la etiología más común.

Etiología

Cándida albicans y otras levaduras son las responsables de cerca del 35% de todos los casos de balanitis infecciosa, la mayoría de las veces adquirida por vía sexual. Los factores predisponentes a la candidiosis genital masculina incluyen a la diabetes mellitus, inmunosupresión y la no circuncisión. El último factor parece ser uno de los factores predisponentes mayores para balanopostitis.

Las bacterias representan la segunda causa más frecuente de balanitis infecciosa: *Streptococcus agalactiae, Staphylococcus aureus, Pseudomonas, Gardnerella vaginalis,* anaerobios, *Treponema pallidum, Chlamydia tracomatis* y *Micoplasma* han sido causas de balanitis. Causas menos comunes de balanitis son las virales y parasitarias.

Clínica

El diagnóstico de balanitis se establece en base a la presencia de eritema en parches o generalizado con o sin erosiones en el pene o debajo del prepucio, con o sin exudado subprepucial.

Capítulo 3

Toma de muestra

Respecto a la **transmisión materno fetal**, para detectar las madres portadoras del EGB debe efectuarse un cultivo tomando un escobillón vaginal y otro ano-rectal (o un escobillón vagino-rectal).

En las **ITS** se deben siempre tener presentes los principios generales de la recogida de muestras y específicamente los que se aplican a las muestras genitales:

- o Empleo de torundas y medios específicos especialmente en el caso de *Chlamydia* (torundas de dacrón o alginato cálcico), micoplasma (dacrón o poliéster) o virus (dacrón).

- o Realizar un agotamiento de la muestra (es decir, utilizar varias torundas, insertarlas en los medios de transporte y rotarlas completamente) para evitar la posibilidad de falsos negativos.

- o Inoculación directa de las muestras en los medios de cultivo, método muy recomendable directamente en la consulta, inoculando medios de transporte para *Mycoplasma*, medios de cultivo para trichomonas o incluso cultivo *in situ* de gonococo en placas de Agar chocolate o en medios selectivos (Thayer-Martin, New York City) previamente atemperados a 37ºC.

- o En las infecciones por anaerobios en cavidades cerradas las muestras se deben tomar, si es posible, por punción percutánea-aspiración, empleando las medidas de desinfección preconizadas para los hemocultivos, o en el transcurso de prácticas quirúrgicas. En las infecciones abiertas deben ser de la parte profunda, tomadas quirúrgicamente por aspiración percutánea o tras la eliminación de los tejidos necróticos superficiales por curetaje o por aspiración; en su defecto, se puede tomar la muestra con un hisopo de la base de la lesión e introducirlo inmediatamente en un medio de transporte para anaerobios, donde se introduce la torunda hasta aproximadamente 5 mm del fondo, se rompe el palillo a la altura de la tapa del tubo y se cierra rápidamente.

o Ante la sospecha de una ITS, se deben examinar todas las posibles vías de contagio (genital, oral y anal) y en el caso de que existan zonas afectadas o posibilidad, tomar muestras de dichas zonas. Además, dependiendo de la enfermedad de la que se sospeche, rastrear otros órganos a los que pueda afectar la enfermedad; así, en el caso de neurosífilis, tomar muestra del líquido cefalorraquídeo.

A continuación se detalla de forma esquemática el método de la toma de muestra, el recipiente donde se han de mantener hasta su procesamiento y la temperatura idónea, según el tipo de muestra que se vaya a tomar, en relación a las patologías que hemos visto.

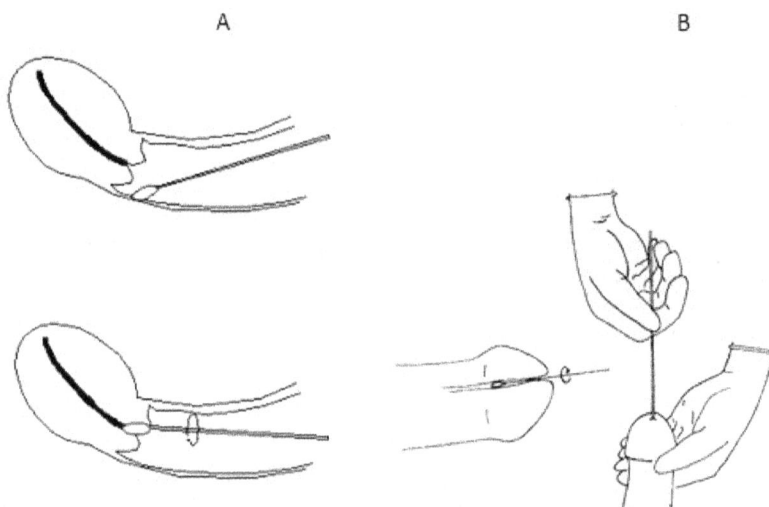

Ilustración 1. Toma de muestras genitales con torunda: A) del fondo del saco vaginal; B) de la uretra masculina

Animación recomendada:

http://emprocedures.com/obgyn/wetprep/procedure.htm

En la siguiente tabla (tabla 2) se resumen los procedimientos microbiológicos de toma de muestras y transporte en infecciones genitales y/o ETS.

Origen de muestra	Método	Recipiente	Temperatura
Uretra: exudado	Limpiar con gasa estéril o torunda seca en mujeres Exprimir la uretra, si no es posible, 2 h después de orinar Torundas alginato cálcico o dacrón, finas y flexibles; 2cm y rotar	2 torundas con medio de transporte Stuart-Amies: porta/cultivo, de Gonococo	35 ºC
		1 torunda sin medio de transporte para *C.trachomatis*	2ºC-8ºC
Cérvix: exudado	Limpiar con torunda seca. Con el espéculo no lubrificado comprimir Torundas alginato cálcico o dacrón, finas y flexibles	1 torunda en 10B o SP-4 para Ureaplasma – Mycoplasma	2ºC-8ºC
		Orina de primer chorro	2ºC-8ºC
EPI: líquido o exudado Epidídimo y testículo	Quirúrgico	Frascos de anaerobio/aerobio	37ºC
		Vial en anaerobiosis	Tª ambiente
		2 torundas con Stuart-Amies: porta/cultivo Gonococo	35ºC
		1 torunda sin medio para *C.trachomatis*	2ºC-8ºC
		1 torunda en 10B o SP-4: Ureapl-Mycopl	2ºC-8ºC
Próstata: Orina Secreción prostática	1º) Masaje prostático por vía rectal		
	2º) Opción A: Meares-Stamey: orina inicial, chorro medio, secreción prostática orina postmasaje	4 frascos estériles con cierre a rosca	2ºC-8ºC
	2º) Opción B: Curtis-Nickel: orina pre y postmasaje	2 frascos estériles con cierre a rosca	2ºC-8ºC
Vagino-rectal: exudado	Arrastrar por el canal del parto con torundas (algodón o alginato cálcico)	2 torundas con medio de transporte Stuart-Amies: porta/cultivo, de Estreptococo gr. B	35ºC

Tabla 2. Resumen de los Procedimientos microbiológicos de Toma de muestra y Transporte en infecciones genitales y/o ETS

Origen de muestra	Método	Recipiente	Temperatura
Vagina: exudado	pH y test aminas	2 Torundas con medio de transporte Stuart-Amies: Porta / Cultivo	35ºC
	Espéculo sinLubrificante Aspirar con torunda (alginato cálcico o dacrón) del fondo del saco vaginal	Caldo de Roiron y de Diamond para Trichomonas	37ºC
		Tubo Affirm VP III*: Gardnerella, Cándida y Trichomonas	Tª ambiente
	Torunda (alginato cálcico o dacrón) de las paredes de la vagina	Torunda sin medio de transporte para *C.trachomatis*	2ºC-8ºC
Vulva (labios y glándulas De Bartolino y Skene)	Preparar piel con solución de NaCl 0,85% (no utilizar alcohol en mucosas).Torunda alginato cálcico o dacrón o aspirado (absceso glándula Bartolino)	1 Vial en atmósfera anaerobia o 2 torundas con medio transporte anaerobios: porta / cultivo	Tª ambiente
		2 torundas con Stuart-Amies: porta/cultivos	35 ºC
		1 torunda sin medio de transporte para *C.trachomatis*	2ºC-8ºC
		Caldo de Roiron y de Diamond para Trichomonas	37ºC
		1 torunda en 10B o SP-4: Ureaplasma/Mycoplasma	2ºC-8ºC
Rectal: exudado	Torunda de alginato cálcico o dacrón por esfínter anal, no heces, 3 cm, 20" y rotar	2 Torundas con medio de transporte Stuart-Amies: Porta / Cultivo de Gonococo	35ºC
Faringeo: exudado, úlceras.	Depresor lingual. Frotar con la torunda alginato cálcico o dacrón sobre las zonas afectadas.	1 torunda sin medio de transporte para *C.trachomatis*	2-8ºC
Surco balanoprepucial: exudado	Frotar con torunda de algodón o alginato cálcico por el surco	Torunda con medio transporte Stuart-Amies: Cándida, Estreptococo gr. B	35ºC
		Torunda con medio transporte anaerobios	Tª ambiente
Ulceras: secreciones	Extracción sangre	Tubo con gel para *Treponema pallidum*, VHS, Chlamydia	2ºC-8ºC
	Empapar en solución salina estéril con gasa Preparar portas o aspirar líquido en tubo	Portaobjetos o Tubo capilar para *T. pallidum* y *K. granulomatis*	Tª ambiente
	Frotar con torunda de alginato cálcico (no para virus) o dacrón	Torundas con medio de transporte para VHS, *H. ducrey*, y sin medio para *C.trachomatis*	2ºC-8ºC
Verrugas: tejido y líquido interno	Frotar con torunda de dacrón, con raspado previo	Torunda con medio de transporte específico PCR para HPV	2ºC-8ºC

Tabla 2 continuación. Resumen de los Procedimientos microbiológicos de Toma de muestra y Transporte en infecciones genitales y/o ETS

Capítulo 4

Diagnóstico microbiológico directo

4.1 Visualización directa

4.1.1 Fresco

Técnica

El examen en fresco es de fácil realización, rapidez y bajo coste, tiene una alta especificidad pero escasa sensibilidad, dependiendo del observador. Para su realización se mezcla en un portaobjetos una gota de secreción uretral o vaginal con una gota de suero fisiológico o salino al 0,5% atemperado a 37ºC, se pone un cubreobjetos y se observa al microscopio a x40.

Se realiza directamente del aspirado del fondo de saco de la vagina, o en su defecto de una de las dos torundas que llegan al laboratorio con el flujo.

Valoración

Además de observar la presencia de leucocitos polimorfonucleares, levaduras y células *clue*, se procederá a buscar la presencia de *Trichomonas vaginalis:* célula algo más grande que un leucocito y con presencia de flagelos, con forma de pera, y con el característico movimiento rotatorio sobre su eje, vacilante, y a veces en espasmos.

Video recomendado:

http://www.microbiologybytes.com/video/Trichomonas.html

4.1.2 Sedimento urinario

Técnica

Es preferible centrifugar la muestra recogida con el fin de obtener el sedimento urinario para el examen e identificación microscópicos.

Se describe aquí de forma abreviada el procedimiento:

- o Preferiblemente la primera orina de la mañana, obtenida por la técnica de la recogida de la porción media del chorro tras lavado de los genitales con agua y jabón, o cualquier otro método que no contenga antisépticos.

- o Homogenizar y atemperar la muestra.

- o Verter 10 ml en tubo cónico, inerte y de plástico.

- o Centrifugación: 5 minutos, a 450 fuerza centrífuga relativa FCR, que viene a equivaler a unos 1500 r.p.m., dependiendo del radio de cada centrífuga.

- o Esto equivale a un factor de concentración de 1/20, es decir, 0.5 ml.

- o La decantación puede conducir a pérdidas, por lo que se recomienda aspirar el sobrenadante por vacío o aspirado con pipetas.

- o Resuspender el sedimento suavemente, evitando agitaciones fuertes.

- o Colocar 20 microlitros sobre el porta y colocar encima un cubre de 24x24 mm.

- o Examinar primero con el objetivo de 10x para los elementos formes grandes, vg: cilindros y células renales.

- o Con el objetivo de 40x se observan los elementos formes pequeños, que es donde se ha de hacer el recuento: leucocitos, hematíes, células descamativas y cristales. Bajo este aumento es donde se ha de valorar también la bacteriuria y parásitos.

- o Para el estudio de rutina utilizar luz central, amortiguada, lo que se logra con facilidad descendiendo el condensador de la mayoría de los microscopios. La iluminación oblicua, producida al hacer oscilar ligeramente el espejo fuera del eje óptico, se puede utilizar para la identificación de elementos delicados, por ejemplo, cilindros hialinos. (La iluminación adecuada es *crucial* para obtener resultados exactos).

<u>*Valoración*</u>

En caso de Uretritis y Prostatitis la presencia de más 10 PMN por campo, (x40), en el sedimento de la orina, será indicativo de probable infección bacteriana.

La presencia de *Trichomonas* se determina por centrifugado del primer chorro de orina matinal, observando su movilidad en el sedimento. Esta técnica es poco sensible, con muchos falsos negativos.

4.1.3 Tinción de Gram

<u>*Técnica*</u>

Primero se ha de hacer una impronta sobre un portaobjetos, utilizando: si es para anerobios, una gota del aspirado o una de las torundas con medio de anaerobios; y si es para aerobios, una de las dos torundas de alginato cálcico o dacrón con el medio de transporte Amies, que se haya enviado al laboratorio, con el exudado correspondiente. Dejar secar.

A posteriori se procederá a la tinción, con la siguiente secuencia:

1. El frotis fijado con calor se tiñe un minuto con cristal violeta, se lava con agua.

2. Se cubre con solución yodada durante un minuto y se lava de nuevo con agua .

3. Decolorar con mezcla de alcohol etílico/ acetona. Escurrir.

4. Cubrir con safranina (color de contraste) durante veinte segundos. Lavar y secar.

La tinción de Gram es uno de los métodos de tinción más importantes en el laboratorio bacteriológico. Su utilidad práctica es indiscutible y en el trabajo microscópico de rutina del Laboratorio de microbiología las referencias a la morfología celular bacteriana (cocos, bacilos, positivos, negativos, etc) se basan justamente en la tinción de Gram.

Esta tinción se llama así por el bacteriólogo danés Christian Gram, quien la desarrolló en 1844. Sobre la base de su reacción a la tinción de Gram, las bacterias pueden dividirse en dos grupos, grampositivas y gramnegativas (en este caso, los términos positivo y negativo no tiene nada que ver con carga eléctrica, sino simplemente designa dos grupos morfológicos distintos de bacterias).

Las bacterias Gram-positivas y Gram negativas se tiñen de forma distinta debido a las diferencias constitutivas en la estructura de sus paredes celulares. La pared de la célula bacteriana sirve para dar su tamaño y forma al organismo así como para prevenir la lisis osmótica. El material de la pared celular bacteriana que confiere la rigidez es el peptidoglicano. La pared de la célula Gram -positiva es gruesa y consiste en varias capas interconcectadas de peptidoglicano así como algo de ácido teicoico. Generalmente, 80%-90% de la pared de la célula Gram-positiva es peptidoglicano. La pared celular de la célula Gram-negativa, por otro lado, contiene una capa mucho más delgada, únicamente de peptidoglicano y está rodeada por una membrana exterior compuesta de fosfolípidos, lipopolisacáridos y lipoproteinas. Sólo un 10% - 20% de la pared de la célula Gram-negativa es peptidoglicano.

Debido a su importancia en taxonomía bacteriana y a que indica diferencias fundamentales de la pared celular de las distintas bacterias, describimos aquí con algún detalle la tinción de Gram y las interpretaciones que actualmente se hacen sobre el porqué de su funcionamiento.

Las células fijadas al calor sobre un portaobjetos se tiñen, primero con una solución de cristal violeta (otros colorantes básicos no son tan efectivos) y son lavadas después para quitar el exceso de colorante. En este caso, todas las células, tanto las Gram-positivas como las Gram-negativas, están teñidas de azul.

El portaobjetos se cubre entonces con una solución de yodo-yoduro potásico. El ingrediente activo es aquí I_2; el KI simplemente hace soluble el I_2 en agua. El I_2 entra en las células y forma un complejo insoluble con agua con el cristal violeta. De nuevo tantas las células Gram positivas como las Gram negativas se encuentran en las misma situación.

Después de la decoloración, usando una mezcla de alcohol- acetona, sustancias en las que es soluble el complejo I_2-cristal violeta, algunos organismos (grampositivos) no se decoloran, mientras que otros (gramnegativos) lo hacen. La diferencia entre esos dos tipos de células está por tanto en su resistencia a la decoloración; esta resistencia se debe probablemente al hecho de que en el caso de bacterias Gram-negativas, la mezcla alcohol-acetona es un solvente lipídico y disuelve la membrana exterior de la pared de la célula (y también puede dañar la membrana citoplasmática a la que se une el peptidoglicano). La delgada capa de petidoglicano es incapaz de retener el de complejo cristal violeta-yodo y la célula se decolora. Las células grampositivas, a causa de sus paredes celulares más espesas (tienen más peptidoglicano y menos lípido), no son permeables al disolvente ya que éste deshidrata la pared celular y cierra los poros, disminuyendo así el espacio entre las moléculas y provocando que el complejo cristal violeta-yodo quede atrapado dentro de la pared celular. Después de la decoloración las células grampositivas son todavía azules pero las gramnegativas son incoloras.

Para poner de manifiesto las células gramnegativas se utiliza una coloración de contraste. Habitualmente es un colorante de color rojo como la safranina o la fucsina básica. Después de la decoloración de contraste las células gramnegativas son rojas, mientras que las Gram positivas son azules.

Por último deben destacarse algunos aspectos cruciales de la tinción de Gram:

1. El tratamiento con cristal violeta debe preceder al tratamiento con yodo. El yodo por sí solo tiene poca afinidad con las células.

2. La decoloración debe realizarse con poca agua para evitar que pierdan la tinción las células grampositivas. El proceso de decoloración debe ser corto y es esencial un cálculo preciso del tiempo para obtener resultados satisfactorios.

3. Cultivos mas viejos de 24 horas pueden perder su habilidad de retener el complejo cristal violeta-yodo.

4. Las bacterias anaerobias pueden aparecer como Gram-variables debido a encontrarse en condiciones adversas.

Valoración

Se debe observar con el objetivo de x100 con aceite de inmersión, durante al menos 2 minutos.

○ Exudado uretral: valoraremos la presencia de uretritis microscópica definida por la observación de más de 4 PMN por campo microscópico (1.000 aumentos). Esta coloración también permite la observación de *Neisseria gonorrheae,* diplococos gramnegativos intrapolimorfonucleares, ovales, arriñonados y en parejas intra y extracelularmente. La tinción de Gram es una técnica rápida y tan sensible como el cultivo en la uretritis sintomática en hombres, pero es poco sensible en otras localizaciones.

○ Exudado cervical: se visualiza la presencia de PMN, tomando como criterio de cervicitis microscópica la existencia de más de 20 PMN por campo microscópico de 1.000 aumentos. También podemos observar la presencia de *N. gonorrhoeae* (diplococos gramnegativos intracelulares).
Imagen recomendada:

http://www.microbelibrary.org/library/Gram-stain/2593-Gram-stain-from-neisseria-gonorrheae-infection

○ Exudado vaginal:

- Vaginosis bacteriana: su diagnóstico se realiza mediante tinción de Gram del exudado vaginal, determinando la cantidad relativa de los morfotipos característicos de la microbiota vaginal alterada (bacilos grampositivos, gramnegativos y bacterias curvas), la presencia de células clave (células epiteliales tapizadas de morfotipos grampositivos y gramnegativos que pierden los contornos) y el recuento de leucocitos por campo. Valorar según el cálculo de Nugent Score (tabla 3).

- Vaginitis infecciosa: la presencia de abundantes levaduras, en gemación o *pseudohifas*, así como de tricomonas, junto con el recuento de leucocitos, nos diagnostica una vaginitis por Cándidas o por *Trichomonas*.

Ilustraciones recomendadas:

http://pedagogie.ac-montpellier.fr/Disciplines/sti/biotechn/frottisvaginal.htm

- Secreción de úlcera: sería patognomónica del chancroide la presencia de la típica imagen en "banco de peces" con bacilos gramnegativos pequeños pleomórfico (H. ducreyi, sin embargo presenta muy baja sensibilidad

- Aspirado de EPI o bartholinitis: buscar la presencia de cualquier microrganismo

Lactobacilli, Bacilo grampositivo	SCORE	Gardnerella, Bacteroides cocobacilo Gram variable	SCORE	Mobiluncus sp Bacilos gramnegativos curvados	SCORE	SUMA SCORE
≥ 30	0	0	0	0	0	0
5-30	1	<1	1	<1	1	3
1-4	2	1-4	2	1-4	1	5
<1	3	5-30	3	5-30	2	8
0	4	≥ 30	4	≥ 30	2	10

Ilustraciones recomendadas:

http://thunderhouse4-yuri.blogspot.com/2010/11/bacterial-vaginosis.html

Tabla 3. Cálculo de Nugent Score

4.1.4 Microscopio campo oscuro

Técnica

Se le llama también ultramicroscopio y es un microscopio óptico ordinario cuyo sistema condensador ha sido modificado para dirigir la luz a la preparación desde los lados, de tal modo que sólo la luz difractada por la preparación pasa al ocular y se hace visible. A causa de esta disposición, la muestra aparece iluminada sobre un fondo oscuro.

La microscopía de campo oscuro hace posible la observación en estado vivo de partículas y células que de otra manera estarían por debajo de los límites de resolución del microscopio óptico, aunque resulten visibles pocos detalles estructurales. La microscopia de campo oscuro ha sido ampliamente usada en el estudio de pequeñas células móviles tales como *Treponema pallidum.*

Valoración

A partir del exudado de la lesión del chancro se observa al microscopio de campo oscuro bajo porta y cubreobjetos, en la que se podrán apreciar las espirales con movimiento en sacacorchos, siempre y cuando no hayan transcurrido más de 20 minutos desde su recogida. Este procedimiento es sólo válido para lesiones genitales, ya que no diferencia treponemas patógenos de saprófitos en muestras de boca y ano.

4.1.5 Tinción de Giemsa

Técnica

La tinción de Giemsa es un método habitual para al examen de frotis sanguíneos, cortes histológicos y otro tipo de muestras biológicas. Se puede emplear para parásitos sanguíneos y bacterias intracelulares. Estos organismos adquieren una coloración diferencial y se ven dentro del citoplasma de la célula huésped.

La técnica de Giemsa está formada por varios colorantes: Los tintes neutros utilizados combinan el azul de metileno como tinte básico y la eosina como tinte ácido, lo que da una amplia gama de colores. El azul de metileno es un colorante metacromático, de ahí que muchas estructuras se tiñan de purpura y no de azul. El pH de la solución de coloración es crítico y se debe ajustar idealmente según diversos fijadores. La gama del pH debe de estar entre 6.4 y 6.9.

Siempre que sea posible la impronta en el portaobjetos se hará en la misma consulta, si no, se realizará en el laboratorio de Microbiología a partir del aspirado de las úlceras genitales. Una vez que esté totalmente seco se procederá a la tinción:

- o Aplicar solución de trabajo de Giemsa durante 10 minutos.
- o Deshidratar con alcohol absoluto, 3 cambios.
- o Aclarar con xilol, 3 cambios.

Valoración

Una buena tinción permitirá observar las células de los siguientes colores: Citoplasma-rosa; Núcleos-azul; Eritrocitos-rosa-naranja; Gránulos de PMN: púrpura; Bacterias y Parásitos-azul.

Buscaremos la presencia de los Cuerpos de Donovan, que son inclusiones de la *Klebsiella granulomatis* con localización intracitoplasmática en las grandes células mononucleares e histiocitos. Las células mononucleares tienen un diámetro entre 25-90 µm, mientras que las dimensiones de los cuerpos de Donovan son de 0,5-0,7 por 1-1,5 µm y pueden estar encapsulados o carecer de cápsula.

Ilustraciones recomendadas:

http://www.infocompu.com/adolfo_arthur/granuloma_venereo.htm

4.2 Cultivo

En la sección de siembra del Laboratorio de Microbiología se procede al cultivo de las muestras en función del contenedor y origen de la muestra.

Cultivos convencionales

4.2.1 Siembra

A) Vial en atmósfera anaerobia o torunda con medio transporte de anaerobios, con aspirado de glándulas genitales y/o ETS

Método de siembra

La muestra se procesa antes de 15 minutos desde su recepción y si es posible, en una cámara de anaerobiosis.

- o Aspirado: El material purulento se mezcla bien con la ayuda del agitador Vortex.

- o Torunda: se exprime en un pequeño volumen de caldo mediante movimientos rotatorios sobre las paredes del tubo y este caldo se procesa como una muestra líquida.

Una vez homogeneizada la muestra, depositar 1 gota del pus, o 2-3 gotas si es líquido, en cada uno de los medios de cultivo (para extender con estrías por agotamiento), una gota en un portaobjetos para la tinción de Gram y el resto en el medio de enriquecimiento.

Medios de cultivo

La mayoría de estas bacterias requieren para su crecimiento vitamina K_1 y hemina. Para su aislamiento e identificación presuntiva se aconseja utilizar una combinación:

Medios enriquecidos: agar *Brucella* o agar Schaedler, y caldo de tioglicolato.

<u>Medios selectivos</u>: Agar con alcohol fenil-etílico (PEA), agar *Brucella* o agar Schaedler con antibióticos.

<u>Medios selectivos y diferenciales</u>: Agar *Bacteroides* bilis esculina con amicacina (BBE).

Las placas se han de incubar en atmósfera anaerobia, a 35-37º C, hasta las 24h (cámaras) o 48h (jarras o bolsas), mientras que el medio líquido de enriquecimiento entre 7 y 10 días.

B) Frascos de cultivo para anaerobios y aerobios con aspirado líquido de órganos internos

Los líquidos corporales habitualmente estériles, como ascítico, amniótico, etc. se inoculan en frascos de hemocultivo para aerobios y anaerobios, reservando un pequeño volumen para hacer una tinción de Gram. A diferencia de otros líquidos, el amniótico y los líquidos obtenidos por culdocentesis no necesitan centrifugarse antes de realizar esta tinción.

Se recomienda incubar los frascos durante un período de 5 a 7 días. La temperatura óptima de incubación es de 35 a 37ºC.

C) Torunda alginato cálcico o dacrón en medio Stuart-Amies con exudados genitales y/o de ETS

Método de siembra

Con estrías por agotamiento, para aislamiento (ilustración 2):

- o Paso 1: Hacer rotar la torunda varias veces en uno de los cuadrantes de la placa, cerca del borde de la placa.

- o Paso 2, 3, 4: Con un asa estéril realizar estrías desde la zona de la descarga por el resto de los cuadrantes de las placas, cada vez cogiendo una porción del inoculo menos denso.

- o Paso 5: Algunos laboratorios recomiendan pinchar el agar sangre con el asa después de haber rayado la placa, para favorecer la producción de hemólisis.

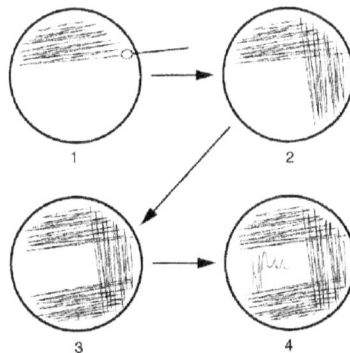

Ilustración 2. Siembra para aislamiento en placa

Los medios de cultivo

Se deben inocular comenzando por el medio más general hasta el más selectivo:

- o   Agar chocolate y Agar Sangre

- o   Thayer-Martin, agar Sabouraud, agar CNA o Granada, Mc Conkey

Agar Sangre: es un medio general enriquecido con 5% sangre, para el crecimiento y aislamiento de la mayoría de las bacterias patógenas y de algunos hongos. Sirve de ayuda para definir las propiedades hemolíticas de los Streptococos. Se ha de incubar a 35ºC± 2ºC hasta las 24h.

Agar Chocolate: como el agar sangre pero enriquecido con sustancias nutritivas y calentado hasta liberar el grupo hemo. Promueve el crecimiento de algunas bacterias de desarrollo difícil, vg: Neisseria o Haemophilus. Incubar a 35ºC ± 2ºC en atmósfera enriquecida al 5% de CO_2, y examinar cada 24h hasta las 48 horas.

Agar Thayer Martin, Martin Lewis o New York City: medios selectivos por la adición de antibióticos, para el crecimiento y aislamiento del gonococo. Se ha de incubar en ambiente húmedo y con 5% de CO_2 a 35ºC ± 2ºC. Ha de examinarse cada 24h hasta las 72 horas.

Agar Sabouraud: medio selectivo por su mínima cantidad en nutrientes y pH bajo, adecuado para el crecimiento y aislamiento de levaduras y hongos superiores. Incubar a 30ªC ± 2ºC examinarse cada 24h, hasta las 48h.

Agar CNA: medio selectivo por la adición de antibióticos para el crecimiento de los grampositivos y al igual que el agar sangre sirve para definir las propiedades hemolíticas de los estreptococos. A 35ºC ± 2ºC durante 24h.

Agar Granada: medio diferencial y selectivo, mediante antibiótico y colorante, para el *Streptococo agalactiae* grupo B. En anaerobiosis a 35ºC± 2ºC hasta 24h. También puede incubarse en aerobiosis colocando un cubreobjetos sobre la zona de la siembra. Si se desea maximizar la detección de portadoras puede utilizarse además de la siembra directa en Granada un caldo de enriquecimiento selectivo, y efectuar subcultivo en agar sangre o medio Granada, si la placa directa fue negativa.

Agar Mac Conkey o Levine: medios diferenciales y selectivos con colorantes, para los bacilos entéricos y otras bacterias gramnegativas. A 35ºC ± 2ºC durante 24h.

D) Frasco con Orina

Método de siembra

Por estrías en colchón, semicuantitativo:

Homogenizar la orina. Usar un asa calibrada (0.01 o 0.001ml) y estéril (desechable, de níquel-cromo o platino). Introducir el asa inmediatamente por debajo de la superficie líquida y ascenderla verticalmente.

- o Una vez tomada la muestra se lleva en todo su volumen a la superficie del agar CLED haciendo una estría a través del centro.

- o El inoculo se disemina en ángulos rectos respecto a al estría primaria.

- o Luego la placa se gira 90º y se disemina el inoculo hasta cubrir toda la superficie.

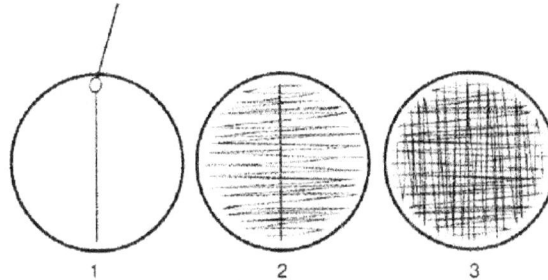

Ilustración 3. Siembra semicuantitativa en placa

<u>*Medios de cultivo*</u>

Generalmente se suelen utilizar un medio no selectivo como el Agar sangre y otro selectivo, como el Agar Mac Conkey o CLED.

<u>Agar CLED</u>: es medio diferencial con cistina y lactosa, para la recuperación de los principales patógenos de las infecciones urinarias, además proporciona una buena discriminación entre bacterias gramnegativas sobre la base de la fermentación de la lactosa y morfología, y debido a su baja concentración de electrolitos inhibe el *swarming* del *Proteus* spp. Ha de ser incubado a 35-37ºC en atmósfera aeróbica y leerse a las 18-24 horas.

<u>Agar Sangre</u>: ya hemos descrito sus características en la siembra de los hisopos. En las orinas se siembra en estrías por agotamiento, para aislar las colonias.

4.2.2 Evaluación del crecimiento

A) Placas de agar en anaerobiosis de aspirado de glándulas genitales y/o de ETS

Los medios con crecimiento deben observarse cuidadosamente para detectar todas las colonias diferentes, independientemente de su tamaño, y proceder a su subcultivo, cada una de ellas se ha de reaislar en: agar Brucella (anaerobiosis), agar chocolate y agar sangre (ambas en aerobiosis con 10% de CO_2). Las colonias subcultivadas que no crezcan en agar chocolate ni agar sangre se consideraran en principio anaerobios estrictos y se procede a su estudio. Igualmente del tioglicolato se deben realizar subcultivos si se aprecia turbidez u otro signo de crecimiento.

B) Frascos de cultivo para anaerobios y aerobios con aspirado líquido de órganos internos

La lectura se realiza diariamente durante 7 días. En el caso de que haya crecimiento, se extrae una muestra del frasco aerobio mediante jeringa y aguja para realizar tinción de Gram y subcultivos en medios sólidos para aerobios y facultativos (agar sangre, agar chocolate, agar CNA y agar MacConkey, por ejemplo). Del frasco anaerobio se hacen subcultivos en agar sangre, agar chocolate y agar sangre para anaerobios.

C) Placas de agar en aerobiosis con exudados genitales y/o de ETS

Neisseria: N. gonorrhoeae es nutricionalmente mucho más exigente que *N. meningitidis*, de manera tal que puede crecer únicamente en medios enriquecidos como agar chocolate, pero no puede crecer en agar sangre, mientras que *N. meningitidis* puede crecer tanto en agar sangre como en agar chocolate. Forman colonias pequeñas, bordes lisos e irregulares, grisáceas-blanquecinas, traslúcidas y brillantes.

Haemophilus: En Agar sange no crece a no ser que sea a modo de satélite alrededor de *Staphylococcus aureus* que hemoliza la sangre. Crece en Agar chocolate formando colonias pequeñas, convexas de borde regular, grisáceas-transparentes y aspecto brillante. *H. ducreyi* es de difícil crecimiento y por tanto este no es su método de diagnóstico (PCR). Cuando se observen colonias sospechosas se reaislan en Agar sangre y chocolate simultáneamente, para observar el no crecimiento en Agar sangre característico de este grupo de cocos Gram-negativos.

Levaduras: Puede crecer en Agar sangre y chocolate como colonias pequeñas blanquecinas secas, con bordes estrellados (*C. albicans*). Donde mejor crecen es en Sabouraud, con aspecto blanco cremoso volviéndose más pastosas a medida que envejecen, superficie lisa o rugosa, generalmente elevadas, tamaño pequeño y olor dulzón agradable.

Estreptococos: crecen en Agar sangre, CNA y Chocolate como colonias pequeñas y diminutas, grisáceas a blanquecinas. En Agar sangre y CNA se distingue la capacidad hemolítica. El *Streptococcus pyogenes* (Grupo A) y el *Streptococcus agalactiae* (Grupo B) son beta hemolíticos aunque no los únicos y no siempre. En Agar Granada el EGB produce colonias naranjas o rojas diagnósticas.

Estafilococos: crecen en Agar sangre y Chocolate, donde forman colonias entre pequeñas y moderadas, circulares, opacas y lisas, que pueden ser blanquecinas, cremosas o doradas. La actividad hemolítica es variable.

Enterobacterias: en Agar sangre forma colonias grandes y medianas, mucosas y grises y brillantes prácticamente indistinguibles. En los medios Agar Mac Conkey o Levine dan lugar a colonias diferenciables por el color (según fermenten la lactosa) y olor. *Klebsiella granulomatis* es de difícil crecimiento y por tanto esta no es su vía de diagnóstico (Gram).

Ilustraciones recomendadas:

http://www.microbiologyinpictures.com/index.html
http://www.biomerieux.es/upload/CATALOGO_MEDIOS_DE_CULTIVO_2010_ES.pdf

D) Placas de Agar de Orina

Para la valoración semicuantitativa de la placa de CLED, hay que tener en cuenta el factor del inóculo: si se sembró con asas de 0.001 ml, cada colonia equivale a 10^3 UFC/ml; si se usaron asas de 0.01 ml, cada colonia equivale a 10^2 UFC/ml.

En la placa de Agar sangre podremos observar mejor la morfología de las colonias por estar más aisladas, distinguiendo si son: cocos grampositivos (colonias pequeñas, grises blanquecinas), bacilos gramnegativos (colonias grandes, grises y mucosas), levaduras (colonias pequeñas, secas) o corinebacterias (colonias diminutas, dejar incubando 48-72 horas).

4.2.3 Pruebas complementarias

Aquí se incluyen también el estudio en Fresco para confirmar las colonias de levaduras, y la tinción de Gram para las colonias presuntamente anaerobias, gonococos y haemophilus.

A) Prueba de la oxidasa

Se la realizamos a aquellas colonias que sólo han crecido en Agar chocolate y Thayer Martin o similares, para orientarnos hacia una Neisseria, que daría positiva.

La citocromo oxidasa es una enzima de la cadena de transporte de electrones en la ruta metabólica de obtención de energía de algunas bacterias.

Consiste en añadir sobre las colonias de la placa de agar nutritivo unas gotas de reactivo oxidasa (clorhidrato de tetrametil-p-fenilendiamina al 11% en agua), si aparece una coloración azul-violeta el microorganismo es oxidasa positivo, si no aparece esta coloración es oxidasa negativo.

Ilustración recomendada:

http://www.mesacc.edu/~johnson/labtools/Dbiochem/oxi.html

B) Prueba de la catalasa

La catalasa es una enzima bacteriana que desdobla el agua oxigenada en oxigeno y agua. Constituye un sistema de defensa bacteriano frente a agentes hiperoxidantes como el peróxido de hidrógeno (agua oxigenada).

Consiste en añadir sobre las colonias problema unas gotas de H_2O_2 10 vol. Si aparecen burbujas de O_2 gas el microrganismo es catalasa positiva, y si no aparecen las burbujas seria catalasa negativo. Nunca debe realizarse esta prueba en colonias sobre medios con sangre porque los eritrocitos también poseen esta actividad enzimática y podrían producirse resultados falsamente positivos. Vg: (+) *Sthaylococus aureus*, (-) *Streptococus spp*.
Ilustración recomendada:

http://www.mesacc.edu/~johnson/labtools/Dbiochem/cat.html

C) Prueba de la coagulasa

Objetivo

Permite separar *S. aureus*, que posee coagulasa, de las otras especies de estafilococos que genéricamente se las denomina estafilococos coagulasa negativos.

Fundamento

S. aureus posee dos tipos de coagulasa:

- Una endocoagulasa o coagulasa ligada o *clumping factor*, que está unida a la pared celular. Esta actúa directamen te sobre el fibrinógeno provocando la formación de coágulos o grumos cuando se mezcla una suspensión bacteriana con plasma citratado (test en lámina).

- o Una exocoagulasa o coagulasa libre que actúa mediante la activación de un factor sérico (CRF), formándose un complejo coagulasa-CRF, el cual reacciona con el fibrinógeno produciéndose un coágulo de fibrina (test en tubo).

Mientras el test en tubo es definitivo, el test en lámina nos sirve como una rápida y económica técnica de tamizaje (*screening*). Entre un 10 a 15% de las cepas de *S. aureus* se mostrarán negativas en el test en lámina, por lo cual en esos casos se hace necesario realizar un test en tubo.

Test en lámina

Procedimiento

Se emulsionan sobre un portaobjetos una o más colonias en una gota de suero fisiológico hasta formar una suspensión lechosa. Luego se agrega, al lado, una gota de plasma citratado de conejo y se mezclan.

Interpretación de resultados

Debe realizarse dentro de los primeros diez segundos. Un test positivo se evidencia por la formación de grumos. Los test negativos deben ser confirmados por test en tubo.

Test en tubo

Procedimiento

Se emulsionan varias colonias en un tubo con 0,5 ml de plasma citratado de conejo. Se incuba a 35ºC y se chequea la formación del coágulo a las 4 horas. Si es negativo se reincuba toda la noche y se procede a su lectura a las 18 horas. La lectura a las 4 horas es fundamental porque en alguna oportunidad puede suceder que las fibrinolisinas de *S. aureus* lisen el coágulo luego de 18 horas de incubación y de esta manera se produzcan un test falso negativo.

Interpretación de resultados

Se observa la formación de un coágulo total o parcial si el test es positivo.
Ilustración recomendada:

http://www.mesacc.edu/~johnson/labtools/Dbiochem/coag.html

Aglutinación con partículas de látex

Objetivo

Permite separar *S. aureus* de otras especies de estafilococos. Es un test alternativo para detectar la presencia de la coagulasa y la proteína A.

Fundamento

Se utilizan partículas de látex cubiertas con plasma. El fibrinógeno se une al látex y detecta el *clumping factor*. Además, las inmunoglobulinas presentes en las partículas detectan la proteína A, capaz de unirse a la porción Fc de la IgG.

La pared celular de *S. aureus* posee una proteína característica llamada proteína A. Esta tiene la habilidad de unirse a la porción Fc de las moléculas de inmunoglobulina G (IgG), y por tanto funciona como factor de virulencia, ya que interfiere con la opsonización y la ingestión de los microorganismos por los PMN, activando el complemento y dando lugar a reacciones de hipersensibilidad inmediata y tardía.

Procedimiento

Se trata de test comerciales por lo cual cada formulación tiene su procedimiento específico. Generalmente se mezcla el reactivo del test con una porción de la colonia.

Interpretación de resultados

La formación de grumos indica un test positivo.

D) Aglutinación estreptococos

Muchos *Streptococcus* aislados de infecciones humanas poseen antígenos específicos de naturaleza polisacárida (polisacárido C o ácidos teicoicos) que se encuentran en la pared celular. La extracción del polisacárido C por diferentes técnicas y su posterior enfrentamiento con antisueros específicos definen una serie de grupos que se denominan con letras mayúsculas a partir de la A. La utilidad de la extracción antigénica dependerá del tipo de hemólisis:

- o En los estreptococos ß-hemolíticos se ha confirmado como el mejor método para su clasificación.

- o En los no ß-hemolíticos, la extracción antigénica sólo es útil para la identificación de los grupos D y B.

Existen diferentes métodos para la extracción enzimática. Actualmente se utilizan métodos de extracción rápida por medio de enzimas de extracción. Luego se procede a la identificación del polisacárido por medio de técnicas de aglutinación con partículas de látex que tienen absorbido el antisuero específico. También existen en el mercado kits comerciales que utilizan técnicas de coaglutinación, como la que a continuación se describe.

Coaglutinación

Pueden usarse <u>tres diferentes procedimientos</u> para la preparación de muestras con Phadebact® Streptococcus Test.

- o Cultivos primarios: a partir de 1-5 colonias hemolíticas cogidas directamente de la placa, se les hace reaccionar con una gota de cada reactivo.

- o Procedimiento opcional de extracción directa de colonias: debe considerarse en ocasiones cuando hay un número insuficiente de colonias o se han obtenido resultados inconclusos por el test de Cultivos Primarios. El método de extracción no debe usarse con Strep D y Strep F (se recomienda inoculación en caldo).

    Se seleccionan 1-3 colonias de estreptococo ß-hemolítico del cultivo primario y se suspende en una mezcla de extractiva. Se incuba a temperatura ambiente 10-15 minutos o a 100°C un minuto. Enfrentar una gota de la solución con cada reactivo.

- o Inoculación en caldo: se toman una o más colonias de estreptococos ß-hemolíticos de la placa de cultivo, se inoculan en 2 ml de caldo de enriquecimiento y se incuban a 35-37ºC durante la noche o hasta que la turbidez sea igual a Mac-Farland 3.2 densidad estándar.

Lectura

Debe realizarse dentro de un minuto.

- o Resultado positivo: presencia de grumos visibles.

- o Resultado Negativo: la ausencia de reacción con cualquiera de los reactivos indica que la bacteria ensayada no pertenece a los microorganismos ensayados.
  Ilustración recomendada:

http://medinfo.ufl.edu/year2/mmid/labimage/phadeb.jpg

E) Test de filamentación

Se realiza en aquellas colonias que han crecido en Agar Sabouraud, para identificar si se trata de *Candida albicans*, que tienen la facultad de producir tubos germinativos.

Procedimiento

- o Emulsionar una porción de la colonia aislada en 0.5 ml de suero humano.

- o Incubar a 35ºC durante 2h.

    o   Depositar una gota de la emulsión sobre un portaobjetos limpio y desengrasado, colocar un cubreobjetos y visualizar a x400.

Lectura

La prueba es positiva si se visualizan tubos germinales. Se trata de una extensión filamentosa de la levadura, sin estrechamiento en su origen, cuyo ancho suele ser la mitad de la célula progenitora y su longitud tres o cuatro veces mayor que la célula madre.

Ilustración recomendada:

http://www.telmeds.org/wp-content/uploads/2009/09/candida_merckmedicus.jpg

Falsos negativos:

    o   Aproximadamente un 5% de cepas de C. albicans son negativas para tubos germinales.

    o   Si se utiliza un inóculo demasiado abundante de levaduras, también pueden obtenerse falsos resultados negativos.

F) Api 20 A

Esta prueba nos permite la identificación definitiva de las colonias que sólo han crecido en los medios de cultivo anaerobios.

La prueba está compuesta por 20 microtubos que contienen sustratos deshidratados. Estos se inoculan con una suspensión bacteriana que reconstituye los sustratos. Las reacciones que se producen durante la incubación se traducen en cambios de color, espontáneos o provocados mediante la adición de reactivos.

IND	La triptofanasa hidroliza y desamina el triptófano con producción del indol, acido piruvico y amoniaco. El reactivo de Kovacs reacciona con el indol
URE	La ureasa hidroliza la urea liberando amoníaco que forma carbonato de amonio
ESC	La esculina es hidrolizada por la β Glucosidasa
GEL	La gelatina es hidrolizada por una proteasa
Azúcares	De la fermenetación de los azúcares se liberan ácidos
CAT	La catalasa hidroliza el H_2O_2 en H_2O y O_2 gas

Procedimiento

- o   Abrir la ampolla de Api 20A Medium.

- o   Inocular las colonias puras obtenidas en el Agar Brucella, con una torunda, en la ampolla de Api 20A Medium. Alcanzar una turbidez ≥3 McFarland.

- o   Para mantener cierta anaerobiosis conviene evitar la introducción de aire durante la homogenización del inoculo.

- o   Con una pipeta Pasterur estéril, inocular la galería con la suspensión obtenida (evitando la formación de burbujas al inclinar ligeramente la galería).

- o   Para la prueba GEL, llene completamente toda la cúpula.

- o   Para la prueba IND, terminar de llenar la cúpula en aceite mineral para evitar la evaporación. Incubar en anaerobiosis a 36ªC, hasta 48.

Lectura (ver tabla 4)

- o   El púrpura bromocresol (BCP) de cada una de las cúpulas puede resultar asimilado por la bacteria en algunos pocos casos. Si es así agregue una gota de BCP a los tubos que contengan carbohidratos y estén incoloros.

- o   Prueba de IND. Agregar gota de xilol. Mezclar y esperar 3 minutos. Luego agregar una gota de reactivo de EHR. Leer 5 minutos después.

- o   De acuerdo con los resultados obtenidos, obtenga el perfil numérico y proceda a identificar la bacteria.

	IND	URE	Azúcares	GEL	ESC	Azúcares	CAT
+	Rojo	Rojo	Amarillo	Difusión	Marrón	Amarillo	Burbujas
-	Amarillo	Amarillo	Rojo	No Difusión	Amarillo	Rojo	No Burbujas

Tabla 4. Api 20 A

G) Api NH

Esta prueba nos permite la identificación definitiva de las colonias que han crecido en Agar Chocolate, Thayer Martin o similares y que en la tinción de Gram presentan aspecto de diplococo o cocobacilo gramnegativo.

El Api NH banda consta de 10 microtubos que contienen sustratos deshidratados que permiten el desempeño de las 12 pruebas de identificación (reacciones enzimáticas o de fermentación de azúcar), así como la detección de una penicilinasa (especial interés en *Haemophilus influenzae, Haemophilus parainfluenzae, Branhamella catarrhalis (Moraxella catarrhalis)* y *Neisseria gonorrhoeae).* Las reacciones se producen durante la incubación resultado en los cambios de color espontánea o se haya confirmado la adición de reactivos. Después de un período de incubación de 2 horas a una temperatura de 35-37 o o C, la lectura de las reacciones ese realiza visualmente y la identificación se obtiene mediante la consulta de la lista de perfiles.

PEN	La Penicilasa actúa sobre la Penicilina G
ODC	La Ornitina descarboxilasa actúa sobre la ornitina y se forman CO2 y aminas
URE	La ureasa hidroliza la urea liberando amoníaco que forma carbonato de amonio
LIP	La lipasa actúa sobre al 5-bromo-3-indoxilocaprato
PAL	La fosfatasa alcalina actúa sobre la para-nitrofenil fosfato de 2CHA
ß-GAL	La ß galactosidasa actúa sobre la para-nitro-fenil BD-galactopiranósido
ProA	La arilmidasa prolina hidroliza la prolina-4-metoxinaftilamida ß
GGT	La γglutamil transferasa actúa sobre la γ-glutamil-4-metoxi-naftilamida ß
IND	La triptofanasa hidroliza y desamina el triptófano con producción del indol, acido piruvico y amoniaco. El reactivo de Kovacs reacciona con el indol
Azúcares	De la fermentación de los azúares se liberan ácidos

Procedimiento

o Abrir una ampolla de Medio NaCl 0,85% (2 ml) con el protector de ampolla.

o Con el uso de un hisopo, recoger algunas colonias bien aisladas y preparar una suspensión con una turbidez equivalente a 4 McFarland, asegurándose de que esté bien mezclado.

o Distribuir la suspensión bacteriana preparada en las cúpulas, evitando la formación de burbujas (inclinar la tira ligeramente hacia delante y coloque la punta de la pipeta en el lado de la cúpula).

- Llene el tubo de la parte de los primeros 7 microtubos (PEN a URE): alrededor de 50 microlitros.

- Llene el tubo y la cúpula de los últimos 3 microtubos LIP / Proa, PAL / GGT, βGAL / IND: cerca de 150 l, evitando la formación de un menisco convexo.

o Cubra las primeros 7 pruebas (PEN a URE) con aceite mineral (pruebas subrayadas). La calidad de la obturación es muy importante: los tubos que no están suficientemente o excesivamente llenos pueden causar que los resultados sean falsos positivos o falsos negativos. Cierre la caja de incubación.

o Se incuba durante 2 horas a 35-37ºC en condiciones aerobias.

Lectura (ver tabla 5)

o Tenga en cuenta todas las reacciones espontáneas (PEN a βGAL).

o Añada 1 gota de reactivo B ZYM para microtubos 8 y 9: LIP / Proa y PAL / GGT.

o Añada 1 gota de reactivo a JAMES microtubo 10: βGAL / IND.

o Espere 2 minutos y luego leer las reacciones y registrarlo en la hoja de resultados.

- Si la reacción es positiva LIP (pigmento azul), interpretar la reacción de ProA como negativas, si el reactivo B ZYM se ha añadido o no.

- Si, después de un período de incubación de 2 horas, varias reacciones (fermentación, penicilinasa) están en duda, volver a incubar la banda durante 2 horas y leer las reacciones de nuevo (Las pruebas enzimáticas no se deben volver a leer en este caso).

	PEN	GLU	FRU	MAL	SAC	ODC	URE	LIP	PAL	βGAL
(+)	azul	amarillo	amarillo	amarillo	amarillo	azul	rosa	azul pp.	amarillo	amarillo
(-)	amarillo	rojo	rojo	rojo	rojo	amarillo	amarillo	incoloro	incoloro	incoloro

		Proa	GGT	IND
	(+)	amarillo	amarillo	rojo
	(-)	incoloro	incoloro	incoloro

Tabla 5. Api NH

H) API C AUX

Se trata del sistema de identificación definitivo de levaduras a través de un auxonograma. Se realiza en aquellas colonias que han crecido en la placa de sabouraud y el test de fermentación ha resultado negativo.

Procedimiento

La galería Api 20 C AUX se compone de 20 cúpulas que contienen substratos deshidratados y permiten realizar 19 ensayos de asimilación. Las cúpulas se inoculan con un medio semi agar y las levaduras crecen solamente si son capaces de utilizar el substrato correspondiente. Las lecturas se efectúan por comparación con los testigos de crecimiento.

Se reúne fondo y tapa de la galería y humedecer el fondo con 5ml de agua destilada para crear una atmosfera húmeda se introduce la galería en la cámara de incubación y procedemos a preparar el inoculo. Se abre una ampolla de api NaCl 0.85% médium, y se prepara una suspensión de levaduras con una turbidez 2 de Mcfarland (esta suspensión debe ser preparada justo después de su preparación), a continuación se llenan las cúpulas evitando la formación de burbujas, volver a cerrar la cámara de incubación e incubar de 48 a 72 a 30ºC.

Lectura

Pasado el tiempo de incubación, observar el crecimiento, de forma que con una mayor turbidez que la del control nos indicaría una reacción positiva que se anota en la hoja de resultados. La identificación se obtiene a partir de un perfil numérico.

4.2.4 Antibiogramas

A) Antibiograma: anaerobios

No se recomienda realizar, de una forma rutinaria, ensayos de sensibilidad a todos los aislamientos de bacterias anaerobias.

Método

El de dilución en agar es el de referencia para bacterias anaerobias.

Inoculación

A partir de un cultivo en placas de agar Brucella enriquecido para anaerobios, se suspenden de 3 a 5 colonias en un caldo de tioglicolato, que se incuba entre 6 y 24 horas o hasta que alcance una turbidez adecuada. La turbidez se ajusta a 0,5 McFarland mediante la adición de caldo *Brucella*.

La inoculación en la superficie del agar se hace con la ayuda de un replicador de Steers. El inóculo final debe ser, aproximadamente, de 10^5 UFC por punto de inoculación. Se recomienda, tanto al principio como al final de cada serie, inocular dos placas control sin antibiótico, una se incuba en una atmósfera con un 5% de CO_2 y la otra en anaerobiosis, durante 42-48 h, con el fin de comprobar la viabilidad y pureza del inóculo. Se debe empezar a inocular siempre por la concentración más pequeña de cada antibiótico. Incubar 42-48 h en anaerobiosis a 35-37ºC.

Lectura

La Concentración Mínima Inhibitoria (CMI) se considera como aquella concentración de antibiótico en la que se observa una reducción marcada en el crecimiento de la bacteria al compararlo con el crecimiento de la placa control, como es el cambio a una fina película, o a numerosas colonias pequeñas, o bien a una o varias colonias de tamaño normal.

La interpretación de los valores de CMI obtenidos para cada antibiótico se realiza según los criterios del documento del NCCLS.

B) Antibiograma: gonococo

Método

De difusión con discos en agar.

Inoculación

Se prepara una suspensión 0.5 Mc farland con un escobillón estéril mojamos el escobillón y se procede a sembrar el inoculo en masivo en placa de agar chocolate, al que se le colocan los antibióticos seleccionados en cada laboratorio de Microbiología, no más de 5 por placa. Se incuban las placas en atmosfera CO_2 de 16- 20h.

Lectura (ver tabla 6)

Medir los halos de inhibición del crecimiento alrededor de los discos de antibióticos en milímetros, y compararlos con las sensibilidades establecidas en las Normas CLSI - NCCLS.

Antibiótico	Carga	Resistente ≤ mm	Intermedio Mm	Sensible ≥ mm
Penicilina G	10 U	26	27-46	47
Ceftriaxona	30 microgr	13	14-34	35
Tetraciclina	30 microgr	30	31-37	38
Ciprofloxacino	5 microgr	27	28-40	41

Tabla 6. Interpretación de Sensibilidades para N. gonorrheae

C) Antibiograma: Haemophilus

Método y procedimiento

Procedemos igual que para las neiserias, pero en el medio Haemophilus test medium (HTM), que es un Mueller Hinton suplementado con factor X, factor V y extracto de levadura. Seleccionamos los antibióticos específicos del género a los que enfrentar la cepa.

Lectura (ver tabla 7)

Igualmente hacer la lectura según las Normas CLSI - NCCLS.

Antibiótico	Carga Microgramos	Resistente ≤ mm	Intermedio Mm	Sensible ≥ mm
Ampicilina	10	18	19-21	22
Amox+Clav	20/10	19	-	20
Cefuroxima	30	16	17-19	20
Cefpodoxime	10	17	18-20	21
Claritromicina	15	10	11-12	13
Aztreonam	30	15	16-21	22
Cloranfenicol	30	25	26-28	29
Ciprofloxacino	5	15	16-20	21

Tabla 7. Interpretación de Sensibilidades para Haemophilus

D) Panel de Gramnegativos

Los paneles Gram negativos están diseñados para determinar la sensibilidad a antimicrobianos y/o la identificación a nivel de especie de bacilos Gram negativos aerobios y anaerobios facultativos.

Después de la inoculación y rehidratación con una suspensión estandarizada del microorganismo e incubación a 35ºC un mínimo de 16 horas, la concentración mínima inhibitoria (CIM) para el microorganismo se determina observando la concentración más baja de antimicrobiano que muestra inhibición del crecimiento.

Método

Turbidez del inoculo estandarizada 0.5 Mc Farland.

Preparación del inoculo

La técnica de turbidez estandarizada se recomienda para la inoculación directa de todos los bacilos aerobios Gram negativos.

- o Usando una torunda esterilizada o asa bacteriológica, tocar superficie de colonias 4-5 grandes ó 5-10 pequeñas, morfológicamente similares, bien aisladas y procedente de una placa de agar no selectivo de 18-24 horas.

- o Mezclar con 3ml de agua para inoculo debe de ser esterilizada y destilada, la turbidez debe ser equivalente a 0.5 Mc Farland. Agitar la suspensión.

- o Con la ayuda de una pipeta se transfiere 0.1 ml de esta suspensión en 25ml de agua para inoculo con PLURONIC y mezclar.

Inoculación del panel

La inoculación del panel se realiza usando el sistema RENOK, debiendo lograrse una concentración final de 3-7 x 10 CFU/ml, para verificar la integridad del microorganismo, puede hacer la prueba de pureza en placa agar Mac Conkey y se deja incubar hasta el día siguiente, si en la placa crecen dos o más colonias habría que repetir el proceso.

Antes de incubar el panel cubrir los pocillos que están subrayados con 3 gotas de aceite mineral. Incubar el panel de 16-20 horas a 35ºC sin CO_2.

Revelado panel después de la incubación

- o Se añade una gota pocillo NIT (REACTIVO NIT 1 Y NIT 2), la reducción de Nitrato a Nitrito se detecta por la formación de un color rojo, de forma de los estreptococos son nitrato negativos mientras que la mayoría de los estafilococos son nitrato positivos.

- o Igualmente se añade 1 gota en el pocillo VP (REATIVO VP1 Y VP2) VOGES-PROSKAUER, la reacción daría como resultado color rojo. Las especies que llevan a cabo la fermentación butanodiólica de la glucosa aumentan la acetoína en el medio. Cuando se añade alfanaftol en medio alcalino (KOH), la acetoína se convierte en diacetilo que reacciona formándose un color rojo.

- o Se añade al pocillo TDA 1 gota. Si la bacteria tiene la triptófanodesaminasa, transformará el triptófano en indolpirúvico y amoniaco. El cloruro férrico, en caso de que haya ácido indolpirúvico originará una coloración pardo-rojiza.

- o Se añade al pocillo IND 1 gota. Existen bacterias que producen triptofanasa que convierte el triptófano en indol. La presencia de indol se ensaya añadiendo dimetilaminobenzaldehído.

Lectura

Se realiza de forma automática en el equipo autoSCAN®-4 System

E) Panel de Grampositivos

Los paneles positivos microScan están diseñados para determinar la sensibilidad a agentes antimicrobianos y/o la identificación a nivel de especie de aerobios facultativos de crecimiento rápido y de cocos Gram positivos, algunos cocos aerobios exigentes Gram positivos y Listeria monocytogenes.

Método, preparación del inoculo e inoculación del panel

Igual que para los Gramnegativos. Únicamente, en la inoculación del panel, la prueba de pureza se ha de hacer en placa de agar sangre.

Revelado panel después de la incubación

- o Se añade una gota pocillo NIT (REACTIVO NIT 1 Y NIT 2), la reducción de Nitrato a Nitrito se detecta por la formación de un color rojo.

- o Igualmente se añade 1 gota en el pocillo VP (REATIVO VP1 Y VP2) VOGES-PROSKAUER, la reacción daría como resultado color rojo.

○ Se añade una gota de reactivo PYR la reacción de la peptidasa daría lugar a una reacción de color rojo. *S.pyogenes* y *Enterococcus* poseen la capacidad de hidrolizar el substrato PYR (pirridonil ß-naftilamida) debido a que poseen la enzima l-piroglutamil aminopeptidasa.

Lectura

Se realiza de forma automática en el equipo.

Cultivos especiales

4.2.5 *Cultivo de trichomonas*

Actualmente, el cultivo en los caldos de Roiron y de Diamond se considera el método de referencia para el diagnóstico de la tricomoniasis. Es fácil de realizar, de bajo coste y requiere un inóculo de tan solo 300 a 500 tricomonas/ml. Su principal inconveniente es el tiempo de incubación ya que se requieren de dos a siete días para identificar el parásito.

Los cultivos, incubados a 37ºC, se deben observar al microscopio un mínimo de 1 minuto en los días 2 y 5 tras la inoculación.

Frasco con Orina o Secreción prostática

○ Orina: se recogen 10 ml, se centrifugan a 1500*xg* durante 10 minutos y se inoculan 50 μl del sedimento en el caldo de cultivo.

○ Semen: se deja licuar a temperatura ambiente durante 1 hora antes de procesar, se centrifuga a 2000*xg* durante 10 minutos y se inoculan 50 μL del sedimento en el caldo.

Torunda alginato cálcico o dacrón en Caldo de Roiron o de Diamond con exudades genitales

Los exudados de la uretra y de la vagina recogidos con la torunda, se inoculan directamente sobre el caldo. Si esto no se ha realizado en la consulta y solicitan expresamente búsqueda de Trichomonas, se procederá a la inoculación en el laboratorio de forma inmediata.

4.2.6 *Cultivo mycoplasmas y ureaplasmas*

Torunda alginato cálcico o dacrón en caldo 10B o SP-4 para Mycoplasmas y Ureaplasmas con exudados genitales y/o ETS.

A) El sistema Mycoplasma IST 2 contiene unos viales R1 con el caldo de transporte (tipo 10B o SP-4), otros viales R2 con un caldo selectivo de urea-arginina y una galería con medio específico y distintas concentraciones de antibiótico. Permite determinar la presencia de *Ureaplasma urealyticum* y de *Mycoplasma hominis*, aproximar su concentración, y estudiar la sensibilidad frente a nueve antibióticos. La distribución de las 22 cúpulas de la galería es la siguiente (ver tabla 8).

Procedimiento

1. Después de la toma de la muestra, desprender el contenido de la torunda o la muestra líquida (200 µl) en el vial R1. Si esto no se ha realizado en la consulta y en el laboratorio se recibe la muestra, se procederá a la inoculación en el laboratorio de forma inmediata.

2. Homogeneizar

3. Transferir 3 ml de R1 al vial R2 (caldo urea-arginina).

4. Homogeneizar con vortex hasta conseguir que el liofilizado de R2 se disuelva completamente.

5. Dispensar 55 µl del caldo R2 en las cúpulas de la galería (R3). En el vial R2 quedará caldo urea-arginina sobrante que se incuba.

6. Añadir dos gotas de aceite de parafina a cada cúpula de la galería.

7. Colocar la tapa de la galería.

8. Incubar el resto del caldo urea-arginina y la galería durante 48 horas a 36ºC ± 2ºC.

Controles

- o La cepa recomendada para el control de calidad es Ureaplasma urealyticum ATCC 27813.
- o Realizar dos subcultivos en el caldo R2 urea-arginina con incubación intermedia antes de inocular la galería con 15-30 µl de R2.

Obtención y expresión de resultados

Al crecer los microorganismos liberan iones amonio de sus respectivos sustratos y producen cambio del color del medio, gracias al indicador Rojo Fenol.

- o Caldo R2 urea-arginina: leer a las 24 horas. Si es negativo, reincubar 24 horas más.
  - Color amarillo: resultado negativo
  - Color rojo: resultado positivo
    - Si el caldo permanece limpio: *Ureaplasma urealyticum*
    - Si el caldo muestra opalescencia: *Mycoplasma hominis*.
- o - Galería:
  - A las 24 horas: leer solamente la cúpula 4 (*U. urealyticum* $\geq 10^4$ ucc/ml) .
    - Resultado positivo (color rojo) indica *U. urealyticum* en recuento $\geq 10^4$ ucc/ml.

- Resultado negativo (color amarillo). Indicaría que en el caso de que la galería fuese a las 48 horas positiva para *U. urealyticum*, el recuento sería $\leq 10^4$ ucc/ml.

- Leer a las 48 horas el resto de cúpulas. El cambio de color de naranja a rojo, significa crecimiento.

- La cúpula 1 debe virar si algún resultado es positivo.

- Cambios de color en las cúpulas 2 y 4, indican presencia de *U.urealyticum*, en recuento superior o inferior a 10^4 ucc/ml en función del crecimiento en la cuarta cúpula en la lectura de 24 horas.

- Las cúpulas 3 y 5 se interpretan para *Mycoplasma hominis*. La cúpula del recuento, se lee a las 48 horas exclusivamente.

- Cada antibiótico está depositado a dos concentraciones críticas distintas en dos pocillos:

  - Crecimiento en los dos indica resistencia.

  - Ausencia de crecimiento en los dos indica sensibilidad.

  - Crecimiento en el de concentración más baja y ausencia de crecimiento en el de concentración más elevada, se interpreta como un resultado intermedio.

Nº	1	2	3	4	5	6-22
Lectura	48 h	48 h	48 h	24h / 48h	48 h	48 h
	0	*Ureaplasma urealyticum*	*Micoplasma hominis*	*U.urealyticum* $\geq 10^4$ucc/ml	*M.hominis* $\geq 10^4$ucc/ml	[Atb] baja
(-)	Naranja	Naranja	Naranja	Naranja	Naranja	Naranja
(+)	Rojo	Rojo	Rojo	Rojo	Rojo	Rojo
						[Atb] alta
					(-)	Naranja
					(+)	Rojo

1. Indicador de crecimiento
2. Contiene lincomicina. Selectiva para U. urealyticum
3. Contiene eritromicina. Selectiva para *M. hominis*
4 y 5. Efecto dilución. Permiten el recuento ($\geq 10^4$ ucc/ml)
6 a 22. Ensayan la sensibilidad a 9 antibióticos: doxiciclina, josamicina, ofloxacino, eritromicina, tetraciclina, ciprofloxacino, azitromicina, claritromicina y pristinamicina

Tabla 8. Galería de Mycoplasma y Ureaplasma

B) El agar diferencial A7 y varias modificaciones del mismo, (A7B, A8) son particularmente útiles porque permiten el crecimiento de *M. hominis* y *U. urealyticum* y diferencian una especie de otra por la morfología de la colonia. Combina una base nutritiva a base de peptonas, suero de caballo y factores de crecimiento (cisteina, PolyVitex, arginina, urea) que favorecen el desarrollo de las colonias de micoplasma. La mezcla antibiótica del medio, inhibe el crecimiento de bacterias grampositivas y gramnegativas.

El subcultivo en placa de agar se hará a partir del caldo R2 urea-arginina. Debe ser realizado rápidamente una vez que se produce el cambio de color, para evitar la pérdida de viabilidad.

Este problema se evita en parte con el uso de diluciones seriadas. Los subcultivos aumentan las posibilidades de aislamiento, ya que algunas cepas no crecen en el agar inoculado inicialmente.

Dispensar en cada placa 3 gotas (1 gota=10 µl) del caldo, sin estriar y sin que confluyan las gotas. Dejar secar las placas 5 minutos a temperatura ambiente. Deben incubarse en 5-10% CO_2 a 37ºC, hasta 3-4 días.

La lectura de las placas se puede hacer con microscopio invertido orientando la superficie del agar hacia arriba, o con microscopio estereoscópico de epiiluminación orientando la superficie hacia abajo, con el objetivo de 10x, un mínimo de tres campos de cada gota depositada.

- o Las colonias de *Ureaplasma* spp. presentan un aspecto característico de "erizo de mar". Se manifiestan a los 1-2 días, con el desarrollo del color marrón oscuro por a la deposición de sales de manganeso (agar A7) o de C_aCl_2 (agar A8) sobre la colonia, y son del tamaño de 15-50 µm de diámetro.

- o Las colonias de *M. hominis* aparecen con su aspecto característico de "huevo frito". A los 2-3 días presentan un tamaño entre 100-300 µm de diámetro.

- o El título de la muestra se estima a partir del número de colonias presentes por campo, teniendo en cuenta si se ha realizado una dilución y el volumen inicial de la muestra. (Ver tabla 9)

Colonias por campo (objetivo 10x)	UFC en el inóculo
<1	10^3 UFC
1-5	10^4 UFC
5-15	10^5 UFC
>15	10^6 UFC

Tabla 9. Recuento en placa de Mycoplasma y Ureaplasma

Ilustración recomendada:

http://www.biomerieux.es/upload/CATALOGO_MEDIOS_DE_CULTIVO_2010_ES.pdf

4.3 Pruebas de detección rápida de antígeno

4.3.1 *Frascos con orina y torundas de alginato cálcico o dacrón sin medio de transporte con exudados genitales*

A) *Chlamydia trachomatis*

Existen dos tipos de procedimientos para la detección de antígenos de *C. trachomatis*: la inmunofluorescencia directa (IFD) con anticuerpos monoclonales y los enzimoinmunoanálisis (EIA). En esta segunda categoría se incluye una gran variedad de formatos como son los ensayos clásicos en microplaca, los ensayos automatizados y las pruebas rápidas.

La IFD se basa en el empleo de anticuerpos monoclonales (AcMo), y sólo se recomiendan los dirigidos a la proteína principal de la membrana externa de *C. trachomatis*, Omp1.

Los EIA son métodos de diagnóstico apropiados para laboratorios que reciben una gran cantidad de muestras, ya que son procedimientos automatizados o semi-automatizados.

Las pruebas rápidas no constituyen procedimientos de laboratorio sino que son técnicas diseñadas para emplear en la consulta de atención primaria, como apoyo al diagnóstico clínico y son buenas herramientas para tamizaje a nivel de consulta primaria. Proporcionan además resultados inmediatos lo que a su vez permite tratamiento inmediato, disminuyendo la pérdida de pacientes. Sin embargo, su especificidad es inferior a la de los ensayos convencionales y dado que la prevalencia en laboratorios es baja o moderada, tienen bajo valor predictor positivo. Describimos a continuación el test Clearview Chlamydia MF por su facilidad de uso y estar ampliamente extendido.

Clearview Chlamydia MF (Unipath)

Se trata de una técnica rápida de inmunocromatografía directa para la detección cualitativa de antígenos de *Chlamydia trachomatis*. Esta prueba permite detectar antígeno de *Chlamydia* en la orina (varones) o en el exudado endocervical de pacientes infectadas por este microrganismo.

Los antígenos de *Chlamydia* se extraen con un reactivo de específico para este fin a partir de la muestra tomada con un hisopo o del sedimento de orina por calentamiento a 80ºC. Una vez extraídos los antígenos, se añade este extracto sobre la tira absorbente en la ventana diseñada para poner la muestra. La tira absorbente contiene microesferas de color marcadas con anticuerpos monoclonales frente al lipopolisacárido género-específico de *Chlamydia*.

El extracto moviliza las microesferas que se desplazan hacia la cinta de prueba fijada en el soporte (Ilustración 4). Dicha cinta contiene una zona de anticuerpos monoclonales anti-*Chlamydia* inmovilizados en la ventana de resultados. En el caso de que el extracto contenga antígenos de *Chlamydia*, éstos se mezclarán con los anticuerpos unidos a las microesferas de color y los anticuerpos inmovilizados en la ventana de resultados. Se observará la aparición de una línea bajo la ventana de resultados que indica la presencia de antígenos de *Chlamydia* en el extracto. Si no hay antígenos presentes, la ventana de resultados permanecerá vacía.

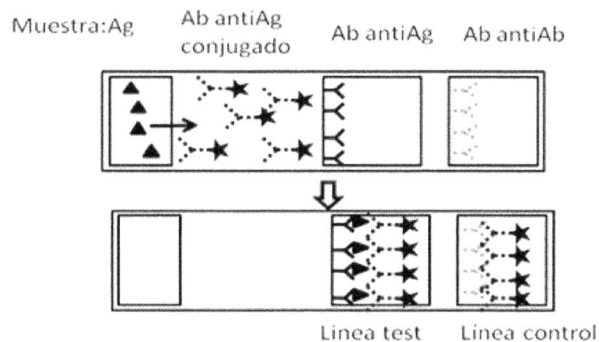

Ilustración 4. Fundamento de la técnica Inmunocromatografía directa

Procedimiento de extracción

Ilustración recomendada:

http://www.biolinker.com.ar/productos/PDF_ALERE/Clearview/Clearview%20Chlamydia%20MF.pdf

Muestras endocervicales

- o Reactivo de extracción 1 a un tubo limpio, hasta la línea que figura en el mismo. Sumergir la torunda en el reactivo 1 y agitar al menos durante 5 segundos. Colocar el tubo de extracción que contiene la torunda en la fuente de calor a 80ºC y dejar de 10 a 12 minutos.

- o Retirar el tubo de extracción de la fuente de calor. Rotar la torunda en el tubo de extracción durante al menos 5 segundos. Escurrir el líquido de la torunda presionándola contra el borde del tubo de extracción, y posteriormente sacar la torunda con suavidad. Desechar la torunda. Dejar enfriar el extracto durante al menos 5 minutos a temperatura entre 18 y 30ºC.

- o El extracto puede conservarse a temperatura entre 18 y 30ºC durante un máximo de 3 horas.

Muestra de orina masculina

- o Mezclar por inversión la muestra de orina. Transferir 10 ml de la muestra de orina a un tubo de centrifugación y añadir 10 ml de agua destilada. Centrifugar la muestra a 3000xg durante 15 minutos. Recoger cuidadosamente el líquido sobrenadante y desechar. Mantener invertido el tubo y quitar los residuos de líquido sobrenadante del borde del tubo con papel secante.

- o Con una pipeta, tomar 0,6 ml del reactivo de extracción en el tubo de centrifugación. Mezclar en "vortex" durante un tiempo mínimo de 30 segundos. Transferir el sedimento resuspendido a un tubo de extracción limpio. Colocar en la fuente de calor y calentar a 80ºC durante 10-12 minutos.

- o Retirar el tubo de extracción del calefactor. Dejar enfriar la muestra durante, al menos, 5 minutos a una temperatura entre 18 y 30ºC.

- o El extracto puede conservarse a temperatura entre 18 y 30ºC durante un máximo de 3 horas sin que ello afecte los resultados de la prueba.

Realización de la prueba (para ambas muestras)

Sacar el dispositivo de Clearview Chlamydia MF de su envase y colocar sobre una superficie plana. Tapar el tubo de extracción con el gotero adjunto y aplicar 5 gotas de extracto a la ventana de la muestra. Debe aparecer una línea en la ventana de control 15 minutos después de añadir el extracto, lo que indica que la prueba se ha realizado correctamente.

Obtención y expresión de los resultados

Se debe leer la prueba 15 minutos después de añadir el extracto a la ventana de la muestra. La aparición de una línea en la ventana de control transcurridos 15 minutos indica que la prueba ha funcionado correctamente. En caso de que no aparezca línea alguna se deberá repetir la prueba utilizando una nueva unidad de Clearview Chlamydia MF. El extracto sobrante puede utilizarse para este propósito si lleva preparado menos de 3 horas. Alternativamente, se puede obtener una nueva muestra siguiendo el procedimiento de toma de muestras descrito anteriormente.

- o El resultado positivo se indica con la aparición de una línea en la ventana de resultados transcurridos 15 minutos. Puede producirse una diferencia de intensidad entre las líneas de las ventanas de resultados y control, pero esto no afectará a la interpretación de los resultados.

- o El resultado negativo se indica cuando no aparece línea alguna en la ventana de resultados transcurridos 15 minutos del tiempo de lectura.

Controles

El sistema Clearview Chlamydia MF proporciona un sistema de control integral. La aparición de una línea en la ventana de control nos indica que la prueba se ha desarrollado correctamente y por tanto se pueden interpretar los resultados obtenidos.

4.3.2 Torunda de dacrón con medio de transporte específico

A) Herpes

En la actualidad, el abordaje diagnóstico de la infección genital por VHS se basa principalmente en las técnicas de cultivo (generalmente *shell-vial*) y en el diagnóstico molecular por PCR a tiempo real o captura de híbridos, quedando la serología para situaciones especiales y para estudios epidemiológicos.

- IFD o EIA. La detección de antígenos del VHS se puede realizar mediante inmunofluorescencia directa o por técnicas inmunoenzimáticas. Son técnicas rápidas con una sensibilidad y especificidad en pacientes sintomáticos que oscilan entre el 70 y el 90%. Sobre muestra directa la sensibilidad disminuye a medida que evoluciona la lesión en el tiempo. El empleo de anticuerpos monoclonales aporta una buena especificidad y permite diferenciar VSH-1 y 2. Actualmente se emplea más como complemento para la identificación vírica en los cultivos celulares.

- Cultivo celular. Se considera el método de referencia. Su especificidad es virtualmente del 100%, pero los niveles de excreción de virus, la calidad de la muestra y las condiciones de transporte influyen en su sensibilidad. Para el aislamiento del virus pueden emplearse células Hep-2 o VERO pero es posible su recuperación en casi cualquier línea diploide o heterodiploide. La agitación durante la incubación puede aumentar el número de aislamientos y disminuir el tiempo de aparición de efecto citopático. El efecto citopático es típico afectando a la totalidad de la monocapa en el caso del VHS-1, siendo más focal en el caso del VHS-2 y caracterizándose por la aparición de células refráctiles de mayor tamaño, que tienen tendencia a fusionar sus núcleos. El tiempo medio de aparición del efecto citopático es de tres días, aunque en muestras de líquido vesicular el efecto puede aparecer en 24 horas. La identificación del virus se realiza generalmente por inmunofluorescencia directa con anticuerpos monoclonales frente al VHS-1 y 2. Dependiendo de la calidad del anticuerpo empleado pueden existir reacciones cruzadas, sin embargo el tipo de virus responsable de la infección mostrará una fluorescencia más intensa. La fluorescencia aparece principalmente en el citoplasma de las células infectadas, pero puede llegar a expresarse en el núcleo.

Ilustraciones recomendadas:

http://www.imagenmed.com/especiales/ie9/img/If013.jpg
http://www.imagenmed.com/especiales/ie9/img/If014.jpg

La muestra también se puede cultivar por inoculación y centrifugación en monocapas celulares (*shell-vial*), y las inclusiones víricas se pueden detectar por inmunofluorescencia directa. La mayor ventaja es la posibilidad de tener resultados positivos en 24-48 horas con una buena sensibilidad y especificidad.

B) *Treponema pallidum*

Inmunofluorescencia directa, en extensiones secas: se recomienda el uso de anticuerpos monoclonales, ya que los policlonales pueden reaccionar con otros treponemas que son flora normal de la cavidad oral y el tracto gastrointestinal.

4.4 Técnicas de biología molecular

4.4.1 Frascos de cultivo para anaerobios y aerobios con aspirado líquido de órganos internos

La Espectrofotometría de Masas (EM) ha demostrado ser capaz de identificar microorganismos causantes de bacteriemia directamente desde los frascos de cultivo (con sangre o líquidos orgánicos), en el momento en que este es identificado como positivo por el sistema automatizado correspondiente con una alta fiabilidad.

La espectrometría de masas <u>MALDIT-TOF</u>, acrónimo de Matrix-assisted Laser Desorption Ionization Time-Of-Flight, se trata de un método que, mediante la aplicación de energía laser a una muestra embebida en una matriz, consigue vaporizar e ionizar esa matriz, que eventualmente puede arrastrar en esa vaporización e ionizar a su vez a una muestra representativa de las proteínas contenidas en la muestra. Esas proteínas ionizadas son sometidas a aceleración en un campo eléctrico y a una migración a través de un tubo de vacío hasta un detector. El tiempo que transcurra desde su vaporización/ionización hasta su detección dependerá del cociente masa/carga (m/z) de esa proteína, y ese cociente m/z permitirá determinar la masa exacta de la proteína de manera extremadamente fiable. En el caso de los microorganismos, se genera de esta forma un perfil de proteínas con diferentes cocientes m/z, que se comporta como una huella dactilar, permitiendo identificar con gran fiabilidad al microorganismo a partir de dicho perfil.

Desde el punto de vista técnico, la incorporación de esta tecnología a la identificación rutinaria supone en muchos casos un aumento en la fiabilidad y en la rapidez de la misma, fundamentalmente cuando la identificación convencional depende de sistemas que requieren crecimiento del microorganismo, ya que este sistema permite la identificación en unos minutos. Aunque la sensibilidad es todavía mejorable para la identificación de algunas especies en estas circunstancias, la especificidad es excelente, de modo que cuando el sistema informa de la presencia de un determinado microorganismo con una puntuación suficiente, este dato es extremadamente fiable.

En cuanto a la relación coste/beneficio, uno de los extremos más controvertidos ha sido el precio por identificación. Los equipos de EM tienen un coste de adquisición alto, pero en contrapartida el gasto en fungible es muy reducido.

La EM, por sus características de rapidez y fiabilidad, está llamada a convertirse en una técnica básica de identificación bacteriana y micológica en los laboratorios de Microbiología Clínica, desplazando en una parte muy importante a las técnicas rutinarias actuales

Aunque se ha discutido mucho sobre la capacidad de esta técnica para identificar determinados grupos de microorganismos (bacterias anaerobias, hongos filamentosos), cada vez existen menos dudas respecto a que el problema principal, en estos casos, deriva fundamentalmente de carencias en las bases de datos, y no se debe a limitaciones de la EM para generar espectros proteicos característicos.

4.4.2 Frascos con orina y torundas de alginato cálcico o dacrón sin medio de transporte con exudados genitales y/o ETS

A) *Chlamydia trachomatis*

Las técnicas de <u>amplificación de los ácidos nucleicos</u> (TAAN) son los procedimientos de elección para el diagnóstico de *C. trachomatis* en virtud de su sensibilidad y especificidad y porque no requieren de la toma de muestras invasoras para su ejecución. Se ha demostrado que las TAAN detectan entre 17 y 28% más infecciones que otros procedimientos de diagnóstico. Existen varias tecnologías comerciales de TAAN, siendo los más conocidos la reacción de polimerasa en cadena (RPC), la reacción de ligasa en cadena (RLC) y la amplificación por desplazamiento de hebra (SDA).

Las recomendaciones del Center for Disease Control (CDC) para diagnóstico de infección cervical, efectuado por un procedimiento de TAAN, incluían en el año 2002 solamente las muestras de secreción endo-cervical u orina de primer chorro. Con posterioridad, la FDA aprobó la muestra vaginal. La toma de muestra vaginal tiene muy buena aceptación entre las adolescentes y es menos invasora que la muestra cervical por lo que cuando no es necesario efectuar examen pélvico, constituiría la toma de muestra de elección. Para el diagnóstico de infección uretral en hombres, el CDC recomienda las muestras de secreción endo-uretral u orina de primer chorro para diagnóstico por TAAN.

4.4.3 Torunda de alginato cálcico o dracón en tubo affirm VPIII

A) *Candida, Gardnerella vaginalis y Trichomonas*: Affirm VPIII

Es una prueba que utiliza una sonda de ADN indicado para la detección e identificación del ácido nucleído del género *Candida, Gardnerella vaginalis* y *Trichomonas* vaginales en muestras de fluido vaginal de pacientes con síntomas de vaginitis/vaginosis. Está basado en los principios de <u>hibridación del ácido nucleído.</u>

El análisis utiliza dos sondas diferentes de ácido nucleído monocatenario para cada organismo, una sonda de captura y una sonda para desarrollo de color, complementarias a las secuencias genéticas exclusivas de los organismos seleccionados. Las sondas de captura son inmovilizadas en una perla incrustada en una tarjeta de análisis de sonda, que contiene una perla independiente para cada organismo seleccionado.
Ilustración recomendada:

<u>http://www.bd.com/ds/technicalCenter/charts/ch_0_2776.pdf</u>

4.4.4 Torunda de dacrón con medio de transporte específico

A) Virus del papiloma humano: HC2 HPV

La investigación del ADN del VPH se realiza mediante un ensayo de captura de anticuerpos con hibridación y amplificación de la señal, y posterior detección por quimioluminiscencia en microplaca. Las muestras que contienen el ADN diana se hibridan con una sonda específica de ARN del VPH. Los híbridos ADN-ARN resultantes se capturan en la superficie de los pocillos de una microplaca recubiertos con anticuerpos específicos para los híbridos ADN-ARN. Los híbridos inmovilizados reaccionan con anticuerpos conjugados con fosfatasa alcalina y se detectan con un sustrato quimioluminiscente. La luz emitida por el sustrato sensible a la enzima se mide en unidades relativas de luz (RLU) y se detectan en un luminómetro. La intensidad de luz emitida indica la presencia o ausencia de ADN diana en la muestra.
Ilustración recomendada:

http://www.pruebaparalavida.com/laboratorio/labor.htm

B) Herpes

La PCR incrementa el porcentaje de detección de VHS de muestras mucocutáneas obtenidas con torunda en un 11-41% comparado con el cultivo. Actualmente las nuevas técnicas de PCR a tiempo real totalmente automatizadas permiten la detección del VHS en un sistema cerrado con bajos tiempos de respuesta y bajo riesgo de contaminación. Además, permiten simultáneamente la detección y el tipado del VHS-1 y 2 en un sólo paso en base al análisis de las diferentes temperaturas de fusión de los amplicones específicos de VHS -1 y 2. Las técnicas de captura de híbridos se han utilizado para el diagnóstico de la infección por VHS en muestras cervicales. En ellas el ADN hibrida con sondas de ARN y los híbridos son inmovilizados mediante un sistema de captura en placas de microtiter.

C) *Treponema pallidum*

PCR: detección por técnicas de amplificación genética del genoma treponémico, aunque son generalmente ensayos no comercializados sino preparados y desarrollados en centros de referencia.

Capítulo 5

Diagnóstico microbiológico indirecto: Serología

Tubo de suero

5.1 Herpes

Este diagnóstico serológico está basado en el empleo de enzimoensayos que emplean como antígenos una proteína de superficie del VHS, glucoproteína (gG), y que detectan una respuesta tipo-específica de anticuerpos: las gG1 del VHS-1 y las gG2 del VHS-2.

También se pueden utilizar el Western blot y el inmunoblot para detectar anticuerpos tipo-específicos, generalmente se emplean como confirmatorios de los resultados positivos de IgG.

5.2 Treponema pallidum

Existen dos tipos de reacciones serológicas: pruebas no treponémicas y pruebas treponémicas. Tabla 10.

Pruebas no treponémicas: utilizan cardiolipina, lecitina y colesterol como antígeno, y detectan anticuerpos IgG e IgM producidos frente a lípidos de las células dañadas por la infección, y frente a lipoproteínas y cardiolipina del propio treponema.

o Las principales pruebas no treponémicas son el VDRL (requiere pretratamiento del suero y un microscopio para su lectura) y el RPR (emplea partículas de carbón para visualizar la reacción sin microscopía).

o Son baratas, se pueden emplear en situaciones con elevado número de muestras y no requieren instrumental sofisticado.

o Otra característica muy importante es su posibilidad de cuantificación, lo que permite establecer niveles base de reactividad sobre los que estudiar la evolución de la enfermedad, tanto en la eficacia del tratamiento (disminución significativa del título) como posibles reinfecciones (aumento significativo del título). Si el tratamiento es eficaz durante una sífilis temprana, los títulos disminuyen y llegan a desaparecer en 1 año o a ser muy bajos. En los pacientes tratados en el periodo tardío, o con múltiples episodios de reinfecciones, la caída de los títulos es más gradual. Pueden persistir títulos bajos en el 50% de estos pacientes después de 2 años, sin que esto signifique fracaso terapéutico (reacción *serofast*).

o La sensibilidad de estas técnicas es buena, pero en estadíos tempranos de la sífilis primaria y en la sífilis tardía pueden ser negativas, y pueden existir también falsos negativos debidos al efecto prozona.

o Existen falsos positivos producidos por anticuerpos anti-cardiolipina en ausencia de infección treponémica. Estos pueden dividirse en dos grupos: los que permanecen menos de 6 meses (reacciones falsamente positivas agudas), y más de 6 meses (falsos positivos crónicos). El título puede ayudar a distinguir los verdaderos positivos (>8) de los falsos positivos (<8), aunque esta regla puede variar, ya que los usuarios de drogas por vía parenteral, pueden presentan falsos positivos con título >8.

o Todas las pruebas no treponémicas tienen la misma sensibilidad y especificidad, pero el nivel de reactividad entre ellas puede ser diferente: el RPR suele ser positivo a una dilución mayor que el VDRL. Se recomienda que el seguimiento serológico secuencial de los pacientes se realice siempre con la misma prueba, y preferiblemente, en el mismo laboratorio.

Pruebas treponémicas. Las pruebas treponémicas emplean antígenos procedentes de técnicas de clonación o del propio treponema y detectan anticuerpos específicos.

o Las principales pruebas treponémicas son el TPHA, el FTA-ABS, los enzimoinmunoanálisis (EIA), el inmunoblot y el Western blot. Los dos primeros se usaron clásicamente como confirmación de las pruebas no treponémicas, puesto que su especificidad y sensibilidad son superiores.

o No se utilizan como cribado debido a su mayor complejidad de realización y difícil aplicación en situaciones con elevado número de peticiones. También se usan en situaciones clínicas con alta sospecha de infección y con pruebas no treponémicas negativas, principalmente ante una posible sífilis tardía.

o Al contrario que las pruebas no treponémicas, las pruebas treponémicas no sirven para monitorizar el tratamiento, ya que en el 85% de los pacientes correctamente tratados, estas pruebas permanecen positivas, incluso de por vida. Solamente un 15-25% de los pacientes tratados correctamente durante los primeros estadíos de la enfermedad, negativizan las pruebas treponémicas pasados 2-3 años. Se han descrito falsos positivos, aunque son muy poco frecuentes.

o Cada vez se utilizan más las técnicas de EIA, ya que sus formatos automatizados permiten ensayos sobre gran número de muestras, por lo que se están convirtiendo en la prueba de cribado de muchos laboratorios. Su sensibilidad y especificidad es similar a la de otras pruebas treponémicas. Si se utilizan como cribado, el resultado positivo debe al menos ensayarse con una prueba no treponémica, y si el resultado es negativo, debe ensayarse una segunda prueba treponémica para descartar un falso positivo. Se debe tener presente que las pruebas treponémicas utilizadas como cribado pueden detectar tanto casos antiguos bien tratados como casos activos no tratados. Los EIA que sólo detectan IgM tienen su principal interés en el diagnóstico de la sífilis congénita. El inmunoensayo en línea es una técnica que emplea una tira de nylon sobre la que se fijan proteínas recombinantes y un péptido sintético de *T. pallidum* en forma de bandas independientes. Permite determinar la reactividad de anticuerpos frente a cada antígeno. La lectura es visual, y el resultado en función del número de antígenos que son reactivos puede ser negativo (ausencia de bandas), positivo (presencia de dos a más bandas) o indeterminado (una banda positiva).

Fase		Duración	Sensibilidad de las pruebas				
			No treponémicas		Treponémicas		
			RPR	VDRL	EIA	TPHA	FTAabs
Precoz	Inicial	3 semanas	-	-	-	-	-
	Primaria	1-5 semanas	86	78	97	88	84
	Secundaria	2-6 semanas	100	100	97	100	100
	Latencia temprana	1º año	98	95	97	100	100
Latencia tardía o Terciaria		>1 año	73	71		94	96

Tabla 10. Sensibilidad de las pruebas serológicas frente al T. pallidum en función de las etapas de evolución de la sífilis

En la tabla 11, se resumen los procedimientos específicos del Laboratorio de Microbiologia para las muestras de infecciones genitales y/o ETS.

Contenedor-muestra	Microrganismo buscado	Procedimiento
Porta-cubre o Tubo con secreción de úlcera de ETS	Klebsiella granulomatis	Giemsa
	Treponema pallidum	Campo oscuro, IFD
Vial con aspirado o torunda con exudado en medio anaerobio	Anaerobios	MICROSCOPIO: Gram
		CULTIVO Agar Brucela, BBE, Tioglicolato
Frascos de cultivo con aspirado líquido interno	Anaerobios y aerobios	CULTIVO MALDIT-TOF
Torunda alginato cálcico o dacrón en medio Stuart-Amies con exudados genitales y/o de ETS	MICROSCOPIO	
	T. vaginalis, Cándida Gardnerella + Mobilluncus Neisseria gonorrhoeae	Fresco Gram
	CULTIVO	
	N. gonorrhoeae, Haemophilus	Chocolate, Tayer-Martin
	Cándida	Sabouraud
	Streptococcus, Staphylococcus	Agar sangre
	Enterobacterias	Mc Conkey o Levine
	Streptococcus *agalactiae*	Agar CNA o Granada
Frasco con Orina o Secreción prostática	Enterobacterias Staphylococcus, Streptococcus Cándida	MICROSCOPIO: Sedimento
		CULTIVO: Agar sangre Cled
	Trichomonas vaginalis	1º) Centrifugación. 2º) CULTIVO: Caldo de Roiron y de Diamond 3º) MICROSCOPIO: fresco
Torunda alginato cálcico o dacrón en Caldo de Roiron o de Diamond con exudades genitales	Trichomonas vaginalis	1º) CULTIVO: Caldo de Roiron y de Diamond 2º) MICROSCOPIO: fresco
Torunda dacrón o poliéster en 10B o SP-4 con exudados ETS	Mycoplasma hominis Ureaplasma urealyticum	CULTIVO: 1º) Caldo urea-arginina 2º) Agar A7, A7B o A8
Orina Torunda alginato o dacrón sin medio con exudados genitales y/o de ETS o secreciones de úlceras de ETS	Chlamydia trachomatis	ICT-Directa IFD, EIA NAAT
Tubo Affirm VP III con exudades genitales	Gardnerella, Cándida y Trichomonas	Sonda de ADN

Tabla 11. Resumen de los procedimientos específicos del Laboratorio de Microbiología para las muestras de infecciones genitales y/o ETS

Contenedor-muestra	Microrganismo buscado	Procedimiento
Torunda alginato cálcico (no para virus) o dacrón en medio específico con secreciones de úlceras de ETS	Virus Papiloma Humano Haemophilus ducrey	PCR
	Virus Herpes Simple 2	CULTIVO (1º): Cél Hep-2, Vero. IFD, EIA (2º) PCR
Tubo con gel separador con suero	Virus Herpes Simple 2	gG1, gG2 Western bolt, Inmunoblot
	Treponema pallidum	Métodos indirectos: IgG e IgM
		Métodos no treponémicos: RPR, VD
		Métodos treponémicos: TPHA, FTA-abs, EIA, Inmunoblot, Western blot

Tabla 11 continuación. Resumen de los procedimientos específicos del Laboratorio de Microbiología para las muestras de infecciones genitales y/o ETS

Capítulo 6

Informe de los resultados

La presencia con significación clínica de gérmenes **anaerobios estrictos** en una muestra clínica debe comunicarse al médico peticionario, para que pueda reorientar el tratamiento antibiótico hacia este tipo de microrganismos.

En el caso de **vaginosis bacteriana**, la interpretación de la tinción de Gram se realiza según los criterios de Nugent basados en la cantidad relativa de los distintos morfotipos presentes en la extensión del flujo vaginal, asignando una puntuación (Tabla 11). Si la puntuación obtenida oscila entre 0 y 3, se informará como "microbiota habitual". Puntuaciones entre 7 y 10, se informarán como "Tinción de Gram compatible con vaginosis bacteriana". Estados intermedios con puntuaciones entre 4 y 6, se informará como "microbiota vaginal alterada".

Independientemente de los criterios de Nugent, se acepta que más de un 20% de células clave es indicativo de vaginosis bacteriana. (Ver tabla 12)

N Score	Interpretación	Células Clue	Interpretación
0-3	Microbiota habitual	-	Microbiota habitual
4-6	Microbiota alterada	No	Microbiota alterada
4-6		Si	Vaginosis bacteriana
≥7	Vaginosis bacteriana	-	

Tabla 12. Interpretación de Nugent Score

Respecto al estudio de **N. gonorrhoeae**:

o Tinción de Gram del exudado: se debe notificar la presencia del número de leucocitos PMNs por campo de inmersión y si hay o no diplococos gramnegativos intracelulares.

o Identificación presuntiva: se debe notificar el crecimiento de un microrganismo compatible con *Neisseria gonorrhoeae* pendiente de identificación definitiva.

En los **urocultivos** se siguen los criterios clásicos de interpretación descritos por Kass, en los que se consideran significativos recuentos de $\geq 10^5$ ufc/mL pueden ser aplicados a la mayoría de las muestras en las que se solicita el cultivo; un recuento $\leq 10^4$ ufc/ml se considera como no significativo. Sin embargo, en determinadas circunstancias se admite la existencia de infección urinaria con recuentos muy inferiores (10^3 ufc/ml): punción suprapúbica (cualquier recuento), mujeres con síndrome miccional y leucocituria o bien con el síndrome uretral femenino, hombres, orinas obtenidas por sondaje y pacientes con tratamiento antibiótico.

Cuando se trata de orinas recogidas antes y después del masaje prostático, se ha de valorar además si el recuento bacteriano es mayor en la orina postmasaje, lo cual sería indicativo de prostatitis.

El aislamiento de **micoplasmas** genitales también es significativo en líquidos estériles y en uretra para *U. urealyticum* y en muestras vaginales asociado a vaginosis para *M. hominis*. Los recuentos son valorables a partir de 10^4 UCC/ml (unidades cambiadoras de color / ml utilizando métodos comerciales líquidos) o UFC/ml (unidades formadoras de colonias / ml, para placas de agar).

Para valorar los resultados de las pruebas diagnósticas de un **herpes genital** se deben tener en cuenta las siguientes situaciones:

o <u>Cultivo</u>. Siempre debe realizarse el tipado, los resultados positivos deben ser tipo-específicos. Si el cultivo es positivo el paciente probablemente tiene un herpes genital, son raros los falsos positivos. Si el cultivo es negativo no indica necesariamente que el paciente no esté infectado por el VHS, puede ser un virus no detectable en la muestra; los falsos negativos son muy comunes.

o <u>Pruebas moleculares</u>. Si el resultado es positivo indica que el paciente presenta un herpes genital, los falsos positivos son muy raros. Si el resultado es negativo no se puede asegurar la ausencia de herpes genital, aunque los falsos negativos son extremadamente raros.

o <u>Serología tipo-específica</u>. Un resultado positivo para VHS-2 indica herpes genital previo o actual, La realización de una nueva determinación varias semanas después puede confirmar los resultados. Un resultado persistentemente negativo descarta un herpes genital. Es complicado diferenciar entre primoinfección e infección recurrente ya que los anticuerpos IgM no son buenos marcadores de primoinfección. Las nuevas técnicas de avidez de anticuerpos podrían contribuir a solucionar este problema.

En el estudio de la **Sífilis** si en el examen directo (microscopio de campo oscuro o IFD) hemos detectado la bacteria, se da por positivo (Sífilis primaria o secundaria).

En cuanto a la serología, se ha de valorar siempre con una prueba no treponémica y otra treponémica, y dependiendo de la sensibilidad de ésta última se requerirá otra tercera prueba treponémica para confirmar los positivos y los resultados no coincidentes entre las dos primeras. Tabla 12. El establecimiento del estadio se ha de hacer de forma conjunta con la aparición de los síntomas y el tiempo transcurrido.

- o En los falsos positivos, ante la sospecha de sífilis inicial (primaria muy precoz), se ha recomendar repetir la serología en 4 semanas para evaluar seroconversión.

- o Para valorar la eficacia tras tratamiento se dosifican la serología no treponémica. Se necesita un cambio de dos diluciones (4 veces) en el título para poder demostrar una diferencia clínicamente significativa entre dos pruebas no-treponémicas consecutivas:

- o Primaria y secundaria: serología a los 6 y 12 meses

  - Disminución de RPR 4 veces a los 6 meses

  - Disminución de PRR 8 veces a los 12 meses

- o Latente precoz: serología a los 6 ,12 y 24 meses

  - Disminución RPR 4 veces a los 12 meses

- o Latente tardía: cambios serológicos menos predecibles

  - Disminución RPR 4 veces en 12 a 24 meses

- o En el caso de neurosífilis, además de los controles serológicos, el estudio del LCR debe repetirse cada 6 meses. Continuar los controles hasta que todos los parámetros alterados se normalicen. Si el número de células no decreció en 6 meses o el líquido no se normalizó en 2 años, hay que considerar el retratamiento.

- o Si no hay disminución o aparecen síntomas atribuibles a sífilis se considera fracaso terapéutico, siempre que se descarte la reinfección. Esta última se sospecha si los títulos ascienden, los compañeros sexuales no fueron tratados, o existe promiscuidad sexual.

En la tabla 13 se interpretan los resultados serológicos de la Sífilis, su diagnóstico y seguimiento del tratamiento.

RPR		-	+		+		-	
EIA		-	-		+		+	
FTA-ABS o TPHA			-	+	-	+	-	+
SÍFILIS		Negativa	Falso + o inicial	1ª o latente	Falso + o inicial	2ª o 1ª	Falso + o inicial	3ª o tratada
Seroconversión 4 semanas			+ Inicial		+ Inicial		+ Inicial	
DESPUES DEL TRATAMIENTO	6 meses			RPR/4 Eficaz		RPR/4 Eficaz		LCR
	12 meses			1ª:RPR/8 Lt$_p$:RPR/4 Eficaz		RPR/8 Eficaz		
	24 meses			Lt$_T$:RPR/4 Eficaz				

Tabla 13. Interpretación de los resultados serológicos de la Sífilis: Diagnóstico y seguimiento del tratamiento

Por último, las enfermedades que se transmiten por vía sexual son de tal gravedad que hacen que su seguimiento sea semanal y su **declaración obligatoria** a la Red Nacional de Vigilancia Epidemiológica, según el RD 2210/1995. El microbiólogo o el responsable de Prevención del centro han de enviar por escrito una encuesta epidemiológica de la infección a declarar.

Capítulo 7

Bibliografía

Anzalone, L.; Mattera, A. (2006). *Infecciones de transmisión sexual. Capítulo 14*. Universidad de la República Facultad de Medicina. Oficina del Libro FEFMUR. (2º Ed).

Brooks, G.F.; Butel, J.S.; Morse, S.A. (2005). *Microbiología Médica de Jawetz, Melnick y Adelberg* (18º Ed en español traducida de la 23º edición en inglés). Editorial Manual Moderno.

Centro Nacional de Epidemiología (2011). Vigilancia epidemiológica de las infecciones de transmisión sexual, 1995-2009. Madrid: Centro Nacional de Epidemiología.

Cercenado, E.; Cantón, R. (2011). *Procedimientos en Microbiología Clínica* (2ª Ed). SEIMC (2003-2011). Disponible en: http://www.seimc.org/documentos/protocolos/microbiologia/

Díez, M.; Díaz, A. (2011). Infecciones de transmisión sexual: epidemiología y control. *Rev Esp Sanid Penit*, *13*, 58-66.

European Centre for Disease Prevention and Control. (2010). *Annual Epidemiological Report on Communicable Diseases in Europe 2010*. Stockholm: ECDC.

Fernández, C.; Vázquez, F.; Otero, L. Sadrzadeh, G. Junquera, M.L.; Varela, J.A. (2008). Habilidades técnicas en la consulta para el diagnóstico de las vaginitis infecciosas. *SEMERGEN*, *34(7)*, 341-353.

Instrucciones técnicas del fabricante BD Affirm™ VPIII: Collection and Transport; Microbial Identification. Test BD Diagnostics. Disponible en: http://www.bd.com/ds/technicalCenter/charts/

Instrucciones técnicas del fabricante Clearview Chlamydia Mff. Inverness Medial Innovations. Disponible en: http://www.biolinker.com.ar/productos/PDF_ALERE/Clearview/Clearview%20Chlamydia%20MF.pdf

Instrucciones técnicas del fabricante HC2 HPV. Digene Corporation USA.

Instrucciones técnicas del fabricante. API 20 A, API NH y API AUX. BIOMERIEUX.

Instrucciones técnicas del fabricante. Mycoplasma IST 2. BioMerieux. Marcy-l'Etoile. Francia.

Instrucciones técnicas del fabricante. Paneles Gram negativos y Gram positivos. SIEMENSV Microscan.

Instrucciones técnicas del fabricante. Phadebact Streptococcus Test. Bactus AB.

Lisboa, C.; Ferreira, A.; Resende, C.; Gonçalves, A. (2009). Infectious balanoposthitis: Management, clinical and laboratory features. *International Journal of Dermatology, 48,* 121–124. http://dx.doi.org/10.1111/j.1365-4632.2009.03966.x

Marco, F. (2011). Pruebas de diagnóstico rápido en microbiología. *Cont Lab Clín, 15,* 88-96.

Marcos, J. V.; Molina, R.; Sastre, J.F. (2011). *Algoritmos. Guías clínicas de ayuda a la petición de pruebas de laboratorio.* ROCHE. Disponible en: http://www.a14.san.gva.es/laboratorio/algoritmos/prologo.htm

Martínez, M.A. (2009). Diagnóstico microbiológico de las infecciones de transmisión sexual (ITS). Parte 1. ITS no virales. *Rev Chil Infect, 26(6),* 529-539.

Martínez, M.J. (2010). Diagnóstico microbiológico de infecciones de transmisión sexual. Parte II. ITS virales. *Rev Chil Infect, 27(1),* 60-64.

Muñoz Bellido, J.L.; Vega Castaño, S.; Ferreira, L.; Sánchez Juanes, F.; González Buitrago, J.M. (in press). Aplicaciones de la proteómica en el laboratorio de Microbiología Clínica. *Enfermedades Infecciosas y Microbiología Clínica.* http://dx.doi.org/10.1016/j.eimc.2011.11.003

Navarro, D.; Navalpotro, D.; Fraile, O. (2005). *Actualización en el diagnóstico del herpes genital.* Revisión temática del Control de Calidad SEIMC.

Rodriguez, D.P. (2001). Microbiología y Parasitología Médicas. Capitulo 13. *Flora indígena del cuerpo humano.* Ed. Ciencias Médicas.

Sidro, S.L.; Pérez, G.; Freixenet, N.; Balanza, A.; Bort, P. (2005). Uretritis y cervicitis. *Guías clínicas Fisterra, 5(23).* Disponible en: http://www.fisterra.com/guias-clinicas/

Sidro, S.L.; Pérez, G.; Freixenet, N.; Balanza, A.; Bort, P. (2007). Úlceras genitales. *Guías clínicas Fisterra, 7(30).* Disponible en: http://www.fisterra.com/guias-clinicas/

Tinción de Giemsa. ARP, *Métodos Histotecnológicos.* Instituto de patología de las Fuerzas Armadas de los EEUU (AFID).

Torres. M. (2006). *Interacciones huésped-parásito. Flora normal. Capítulo 7.* Universidad de la República Facultad de Medicina. Oficina del Libro FEFMUR. (2º Ed).

Vázquez, F.; Lepe, J.A.; Otero, L.; Blanco, M.A.; Aznar, J. (2007). Diagnóstico microbiológico de las infecciones de transmisión sexual. *Enfermedades Infecciosas y Microbiología Clínica, 26(1),* 32-37.

World Health Organization. (2001). *Global prevalence and incidence of selected curable sexually transmitted infections. Overview and estimates.* Geneva: World Health Organization.

Ilustraciones recomendadas

http://www.juntadeandalucia.es/averroes/~29701428/salud/
http://emprocedures.com/index.htm
http://www.microbiologybytes.com/blog/
http://www.microbelibrary.org/

http://thunderhouse4-yuri.blogspot.com/
http://pedagogie.ac-montpellier.fr/Disciplines/sti/biotechn/microbio.html
http://www.infocompu.com/adolfo_arthur/default.htm
http://www.biomerieux.es/upload/CATALOGO_MEDIOS_DE_CULTIVO_2010_ES.pdf

http://www.mesacc.edu/~johnson/labtools.html

http://www.telmeds.org/

http://www.microbiologyinpictures.com/index.html

http://www.imagenmed.com/

http://www.pruebaparalavida.com/laboratorio/labor.htm

Sobre los autores del libro

Mª José López García

Doctora en Farmacia
Facultativa especialista en Análisis Clínicos
Agencia Sanitaria Alto Guadalquivir
lopezmjose.68@gmail.com

Marta Cárdenas Povedano

Técnico Especialista de Laboratorio
Hospital de Montilla
Agencia Sanitaria Alto Guadalquivir
martacar22@gmail.com

Antonia Osuna Molina

Técnico Especialista de Laboratorio
Hospital Virgen del Rocío. Sevilla
Servicio Andaluz de Salud
tonipillin@hotmail.com

Sobre el revisor del libro

José Miguel Aguilar Bénitez

Licenciado en Ciencias Biológicas.
Facultativo especialista en Microbiología y Parasitología clínica.
Facultativo especialista en Análisis Clínicos.
FEA análisis clínicos y responsable de los laboratorios de los hospitales de alta resolución de Alcalá la Real y Alcaudete.
Agencia sanitaria Alto Guadalquivir.
jmaguilar@ephag.es

www.ingramcontent.com/pod-product-compliance
Lightning Source LLC
Chambersburg PA
CBHW051229200326
41519CB00025B/7310